内臓脂肪の名医が教える

痩せるお酒の飲み方

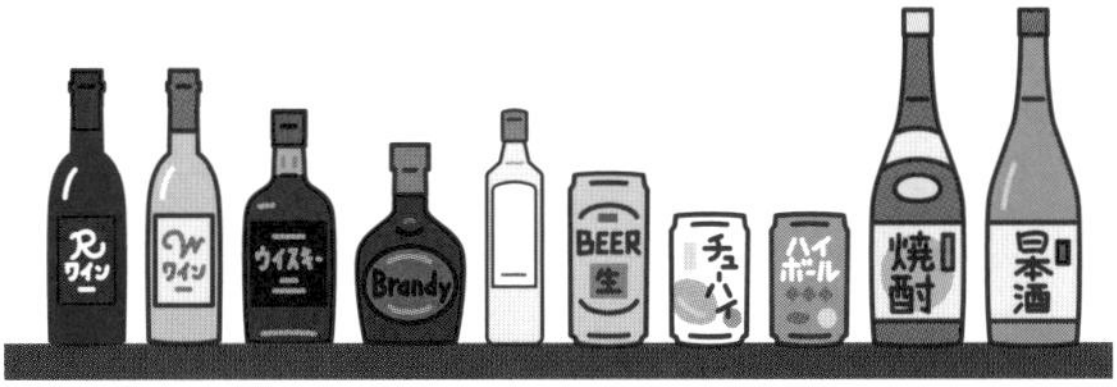

栗原クリニック 東京・日本橋院長
栗原 毅
栗原ヘルスケア研究所所長
栗原丈徳

日本文芸社

はじめに

よく、悪者に挙げられる「お酒」と「たばこ」。確かに、たばこは含まれる有毒物質の影響で「健康に悪い」「がんになる」などとされており、害があることに誰もが疑う余地はありません。かたやお酒は、「百薬の長」ともいわれています。

私は40年以上、肝臓疾患を専門としてきました。その経験から導き出した結論は、「適量のお酒は健康によい」ということ。１９９３年に、それを証明するかのような研究成果が、米国保健科学協議会で発表されています。習慣的に1日あたり純アルコール量20ｇ未満までのお酒を飲む人の死亡リスクが、飲まない人よりも低くなる傾向が見られ、これは日本でも同様の研究結果を得ています。つまり、お酒を飲まないよりも、適量を飲んだほうが長生きするのです。ただし、「適量」が非常に大事で、適量を超えると病気のリスクは高く跳ね上がってしまうので注意が必要です。

さて、本書のテーマは「お酒を飲んでも痩せられる」ですが、私がおすすめする医学的根拠に基づいた飲み方なら、太らず、安心して一生お酒を飲み続けられるでしょう。その医学的根拠は、今や常識となりつつある「血糖値を上げないこと」です。

脂肪の合成を促し、分解を抑制するがゆえに肥満ホルモンと呼ばれるインスリンを、なるべくすい臓から出さないことが肥満防止の大前提。そこで気をつけなければならないのは、カロリーではなく糖質の含有量です。蒸留酒と呼ばれる、糖質を含まないウイスキーならいくら飲んでも太りませんが、逆に梅酒、サワー、ビールなどの糖質過多なお酒をたくさん飲めば太ってしまいます。それは糖質のせいであって、アルコールは関係ありません。この事実を知らない人が、意外と大勢いるのです。

これからご紹介するお酒の選び方、お酒の量、飲む時間、おつまみの選び方などを実践すれば、お酒は「良薬」になります。ちょっとした心がけと知恵で、飲んでも太らず、勝手に痩せていくようになるのです。

栗原クリニック 東京・日本橋院長　栗原 毅

でも痩せられる!

「お酒をやめる」「休肝日をつくる」ということではないでしょうか?
あげれば、大好きなお酒を楽しみながらでも痩せられます。
お酒好きに向けて、飲みながら痩せていく体になる方法をご紹介します。

お酒を飲むのは悪いことじゃない!

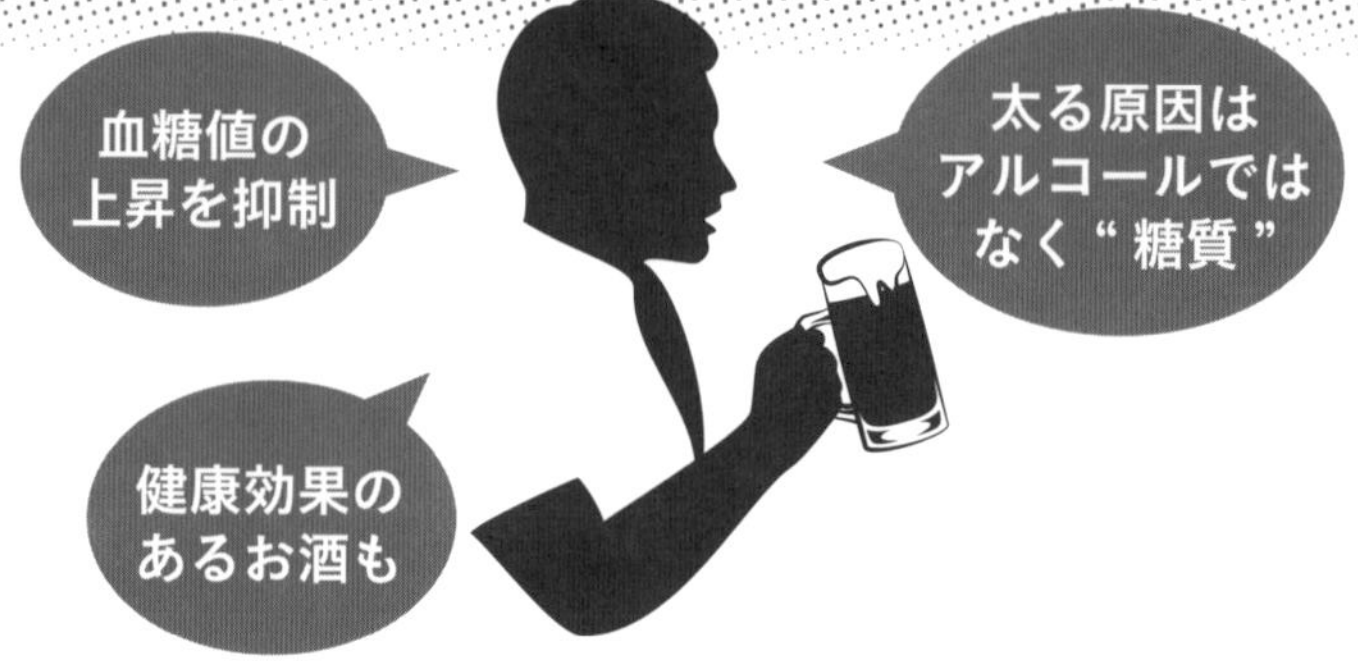

今のお酒の量を半分にするだけでも痩せていく体に変わる!

お酒の強さや肝機能は
人によって違う

↓

いきなり「適量」を
目指す必要なし!

肝臓の負担を
減らせば勝手に
痩せていく体に!

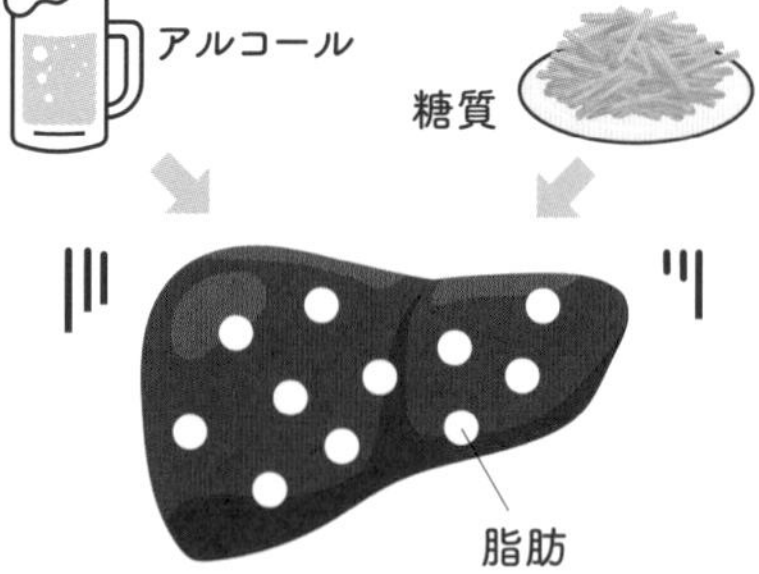

両方の処理で肝臓はパンク状態!
肝臓に脂肪がたまった状態になると
代謝機能が落ちて痩せられない。

＼毎日飲んじゃう／

お酒が大好きな人

お酒好きな人が痩せようと思ったとき、真っ先にいわれるのは
確かにお酒が原因で太ることはありますが、肝臓さえ元気にして
本書ではそんな「痩せたいけど飲むことはやめたくない」という大の

お酒を飲みながらでも痩せられるテクニックが満載！

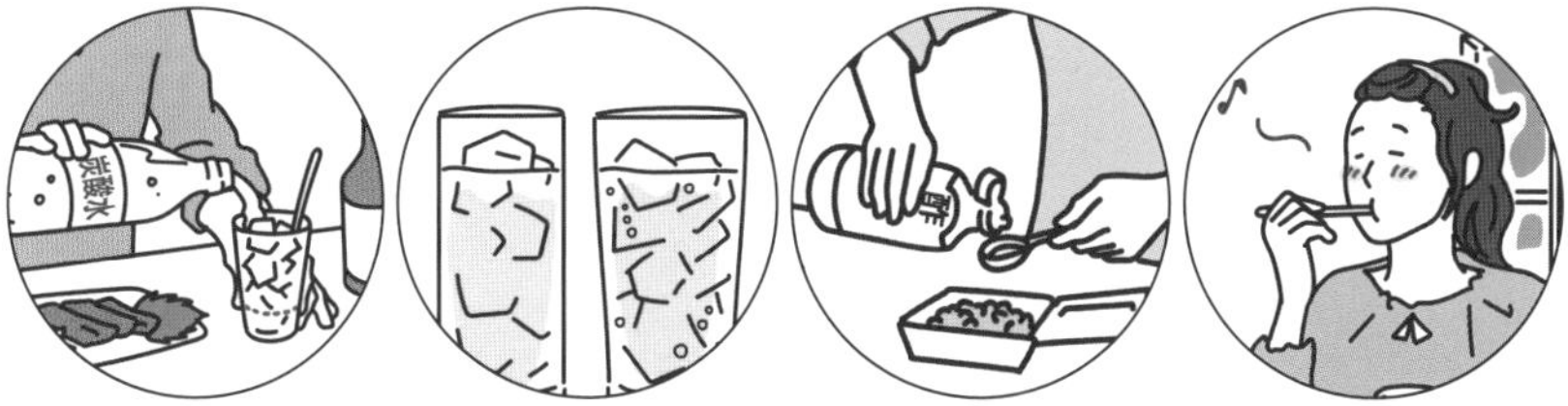

飲み方　痩せるお酒　おつまみ　口腔ケア

断酒も休肝日も必要なし！
いつもの飲み方・習慣をちょっと変えるだけで……

お酒を飲みながらでも、
肝臓の機能を回復させて
痩せていく体質に！

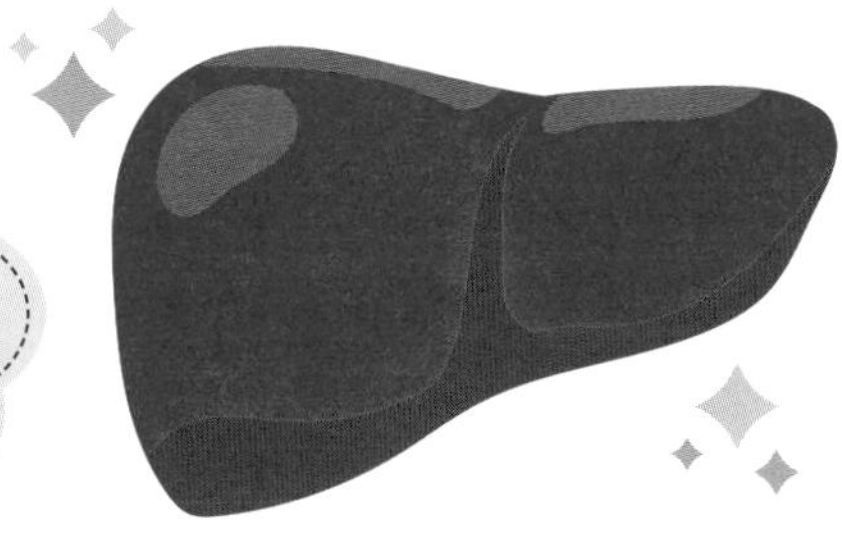

＼毎日飲んでOK！／
飲みながら痩せるメソッドが取り組みやすい５つのプログラムに

『最強飲酒プログラム』をいざ実践！

CONTENTS

PART 2 最強に痩せるお酒の飲み方

PART 3
内臓脂肪の名医が開発！ 痩せるお酒のつくり方

PART 4
痩せる飲み方の効果を高める食べ方

PART 5
飲んだ後の口内環境が太るか痩せるかを分ける

※本書で紹介している各種飲み方、食事法を試される場合、体調に不安のある方、妊娠中の方（その可能性のある方を含む）、アルコール依存症と診断された方（その不安のある方を含む）は、医師に相談の上、指示に従ってください。また、飲み方、食事法による効果は個人差があることを予めご了承ください。いかなる事故、クレームに対しても弊社及び著者は責任を負いかねます。

勝手に痩せていく
プログラム

太らない！ 飲みながら勝手に痩せていく魔法のテクニックをご紹介します。

プログラム

2

「満腹ハイボール」で酒量を減らす

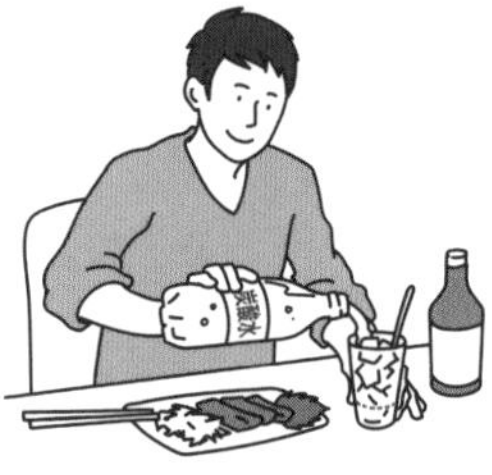

満腹感も得られ少量でも酔える炭酸パワー

血流をよくする炭酸は酔いが早く回るほか、炭酸ガスで胃が膨らみ満腹感を得られやすいのが特徴。ウイスキーを炭酸水で割る「満腹ハイボール」なら、酒量を減らしつつお酒が楽しめます。

血糖値急上昇＆食べすぎ対策に飲酒前の酢納豆が効く

お酢にも納豆にも糖質の吸収を緩やかにする効果があります。さらに納豆は高たんぱくで低糖質。お酢と納豆を混ぜた「酢納豆」を飲酒前に食べておけば、血糖値の急上昇を防ぐとともに食べすぎ防止にも。

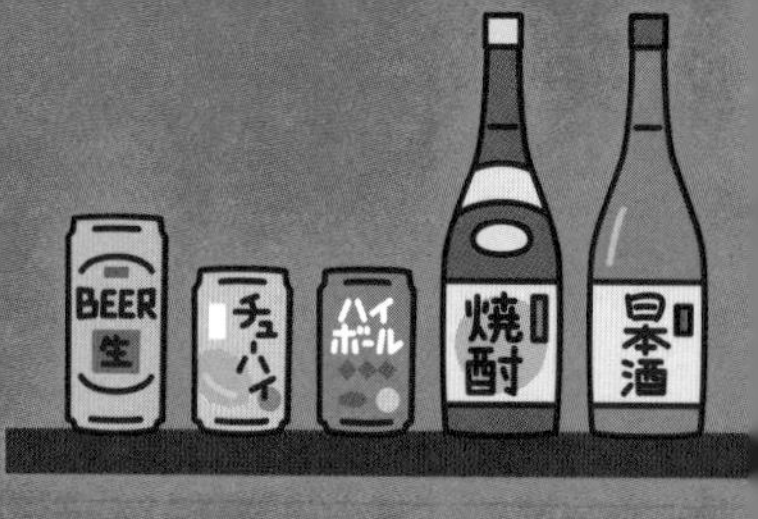

プログラム

5

飲んだ後は口の中をきれいにする

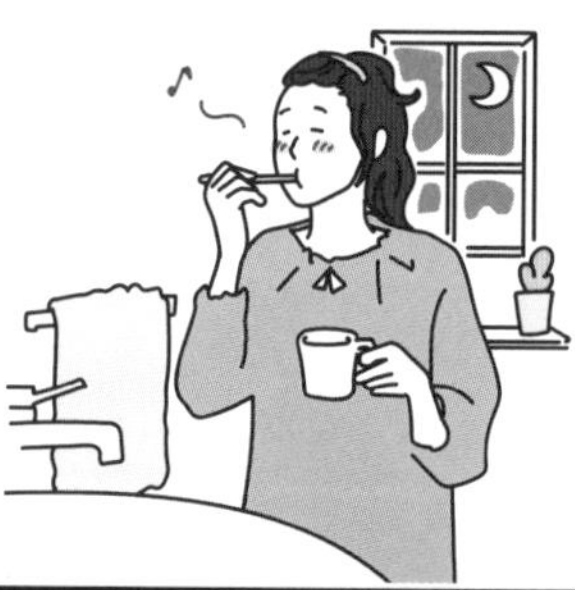

肥満を招く口内環境の悪化に注意！

口内環境が悪化し歯周病にかかると、インスリンの働きが阻害されて肝臓に脂肪がたまりやすくなります。しかも飲酒後は口が乾いて細菌が繁殖しやすい状態に。お酒を飲んだ後は必ず口腔ケアをしましょう。

内臓脂肪の
名医が教える

お酒を飲んでも
最強飲酒

簡単な５つのプログラムを実践するだけで、たとえ毎日お酒を飲んだとしても

プログラム
1
「脂肪燃焼緑茶ハイ」
をつくる

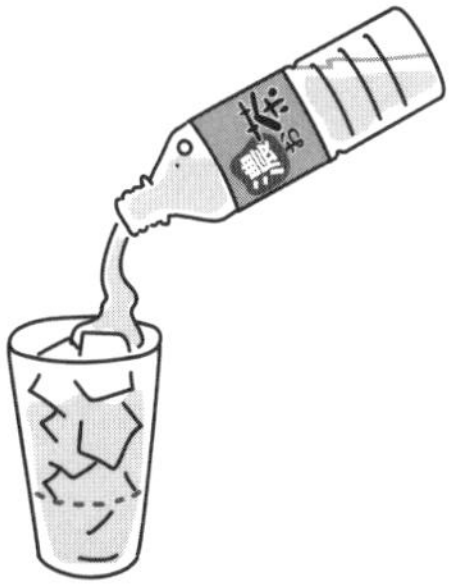

茶カテキンの効果で飲みながら脂肪を撃退！

緑茶に含まれるポリフェノールの一種「茶カテキン」は脂肪の燃焼を促したり、血糖値の上昇を抑制する効果が。乙類の焼酎と合わせた「脂肪燃焼緑茶ハイ」を飲んで、緑茶効果をとり入れましょう。

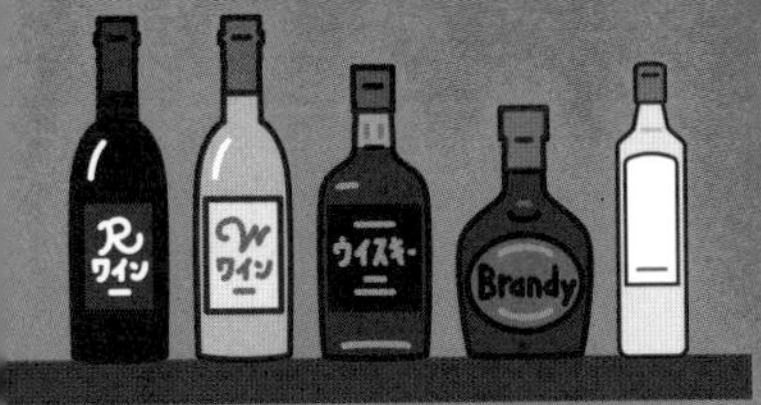

プログラム
3
お酒を飲む前に
「酢納豆」
を食べる

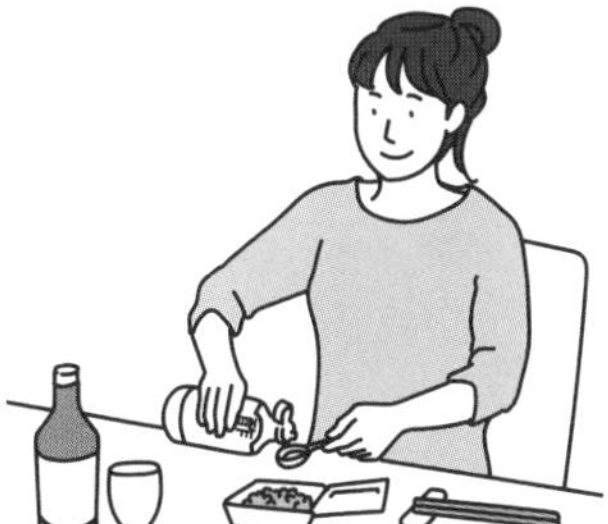

プログラム
4
お酒を飲むときは
主食を食べない

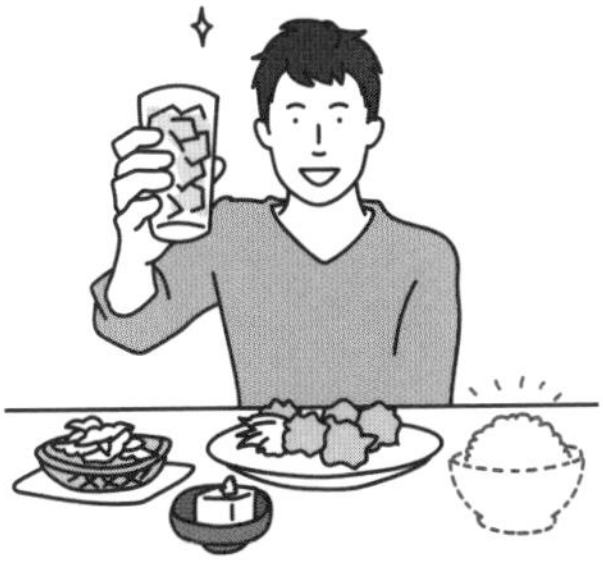

糖質を控えてたんぱく質をメインに

太る原因はお酒ではなく糖質。基本的に、ごはんや麺類などの主食は飲酒時に食べないようにすること。糖質の多いおつまみもなるべく避け、肉や魚、卵といった高たんぱくの食品を積極的にとりましょう。

最強飲酒プログラム 1

「脂肪燃焼緑茶ハイ」をつくる

脂肪燃焼効果や血糖値の上昇を防ぐ働きなど、緑茶に含まれる「茶カテキン」の効能を生かしたお酒が「脂肪燃焼緑茶ハイ」。緑茶は濃いものがおすすめ。できれば、ペットボトルより茶葉を使って急須でいれたものでつくりましょう。緑茶はカフェインを含むので適量は1日2杯まで、1杯目に飲むと効果的。

「脂肪燃焼緑茶ハイ」のつくり方

1. グラスに氷をたっぷり入れる
2. 焼酎を注ぐ
   ※目安は全量の5分の2。
3. 濃い緑茶をたっぷり注いで軽くかき混ぜる

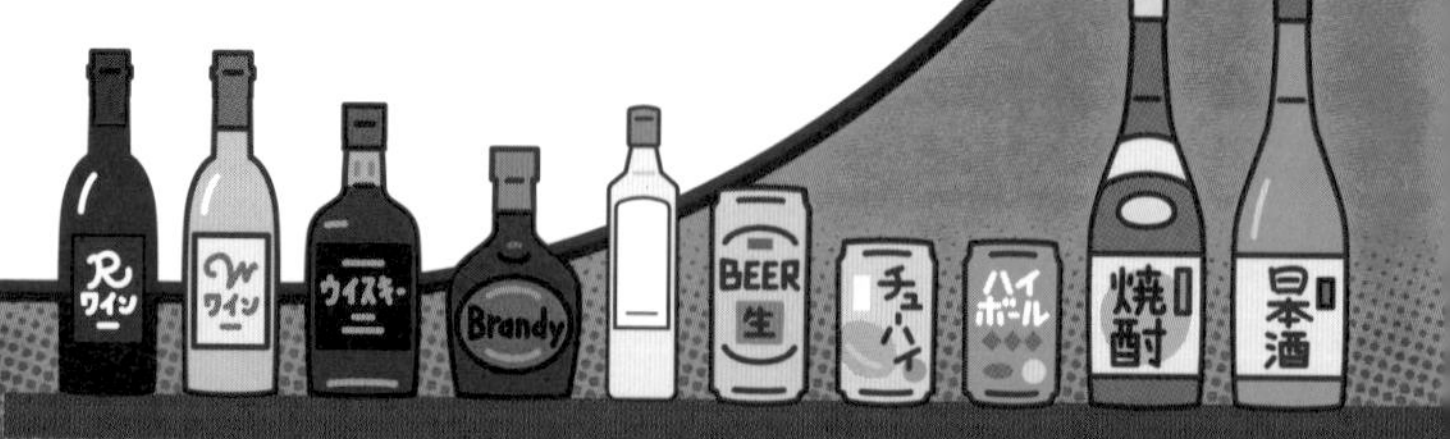

CHECK
1杯目に飲んで
血糖値の
上昇を抑制

CHECK
1日2杯までは
飲んでOK

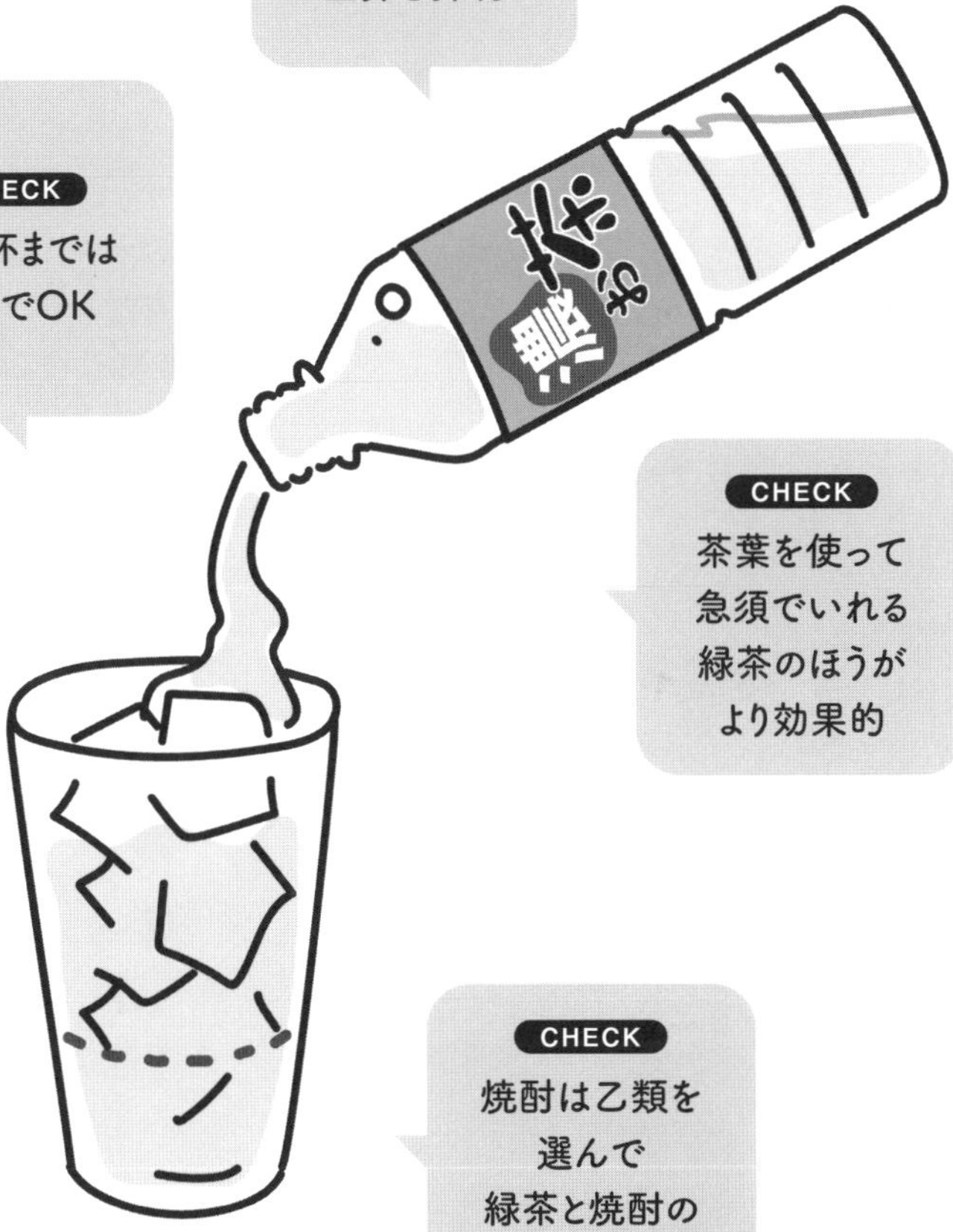

CHECK
茶葉を使って
急須でいれる
緑茶のほうが
より効果的

CHECK
焼酎は乙類を
選んで
緑茶と焼酎の
香りを楽しむ

▶詳しくはPART3へ

最強飲酒プログラム 2

「満腹ハイボール」で酒量を減らす

糖質ゼロのウイスキーと炭酸水でつくる「満腹ハイボール」は、いつもと同じ杯数を飲んでOK。なぜかというと、ウイスキー（アルコール）を普段の約半量にするから。そのため、いつもと同じ杯数を我慢せず楽しめます。食事もしながら飲めば、炭酸水との相乗効果で満腹になり飲みすぎ防止にも。

「満腹ハイボール」のつくり方

1. グラスに氷をたっぷり入れる
2. いつもの半分程度ウイスキーを注ぐ
   ※目安は全量の5分の1。
3. 炭酸水をたっぷり注いで軽くかき混ぜる

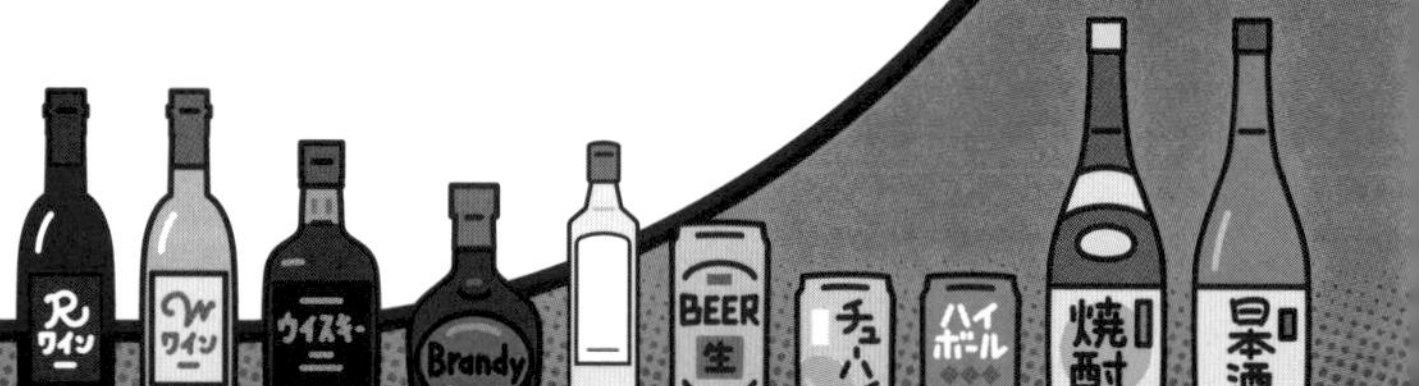

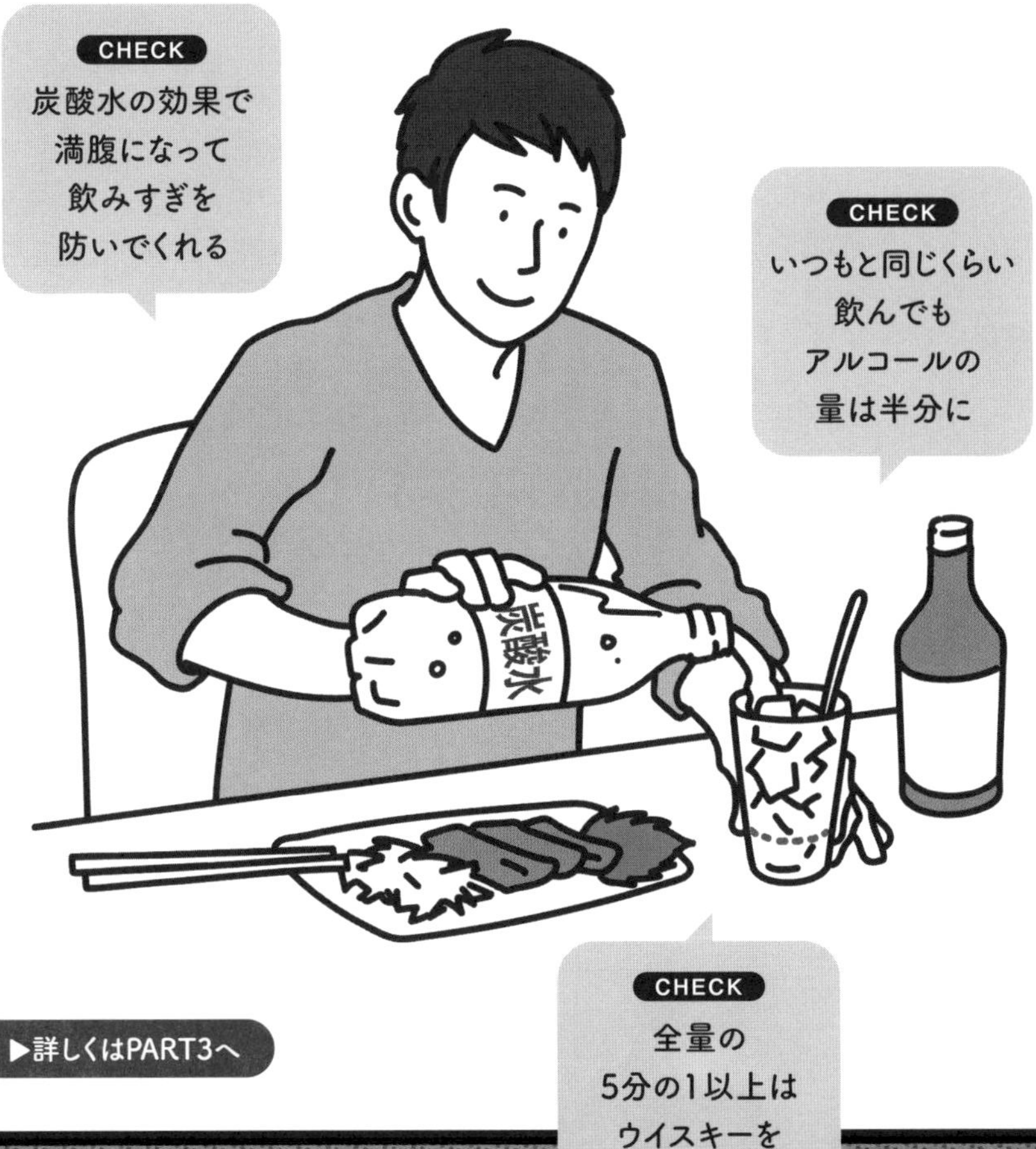
CHECK
炭酸水の効果で
満腹になって
飲みすぎを
防いでくれる
CHECK
いつもと同じくらい
飲んでも
アルコールの
量は半分に
炭酸水
CHECK
全量の
5分の1以上は
ウイスキーを
注がない

▶詳しくはPART3へ

お酒を飲む前に「酢納豆」を食べる

糖の吸収を緩やかにし、食後の血糖値上昇を抑える働きがあるお酢と、肝臓のアルコール代謝に欠かせないたんぱく質が豊富な納豆は最強の組み合わせ。飲酒前に「酢納豆」を食べておけば、血糖値が急上昇しないだけでなく、腹持ちのよい納豆が飲みすぎ・食べすぎを防いでくれます。

「酢納豆」のつくり方

1

大さじ1杯の
お酢を
納豆にかける

※大さじ１杯の目安は 15ml。

2

お酢がなじむよう
しっかりと
かき混ぜる

納豆が苦手な人は
お酢だけでもOK!

コップ１杯の水に大さじ１のお酢を混ぜ、飲酒前に飲みましょう。

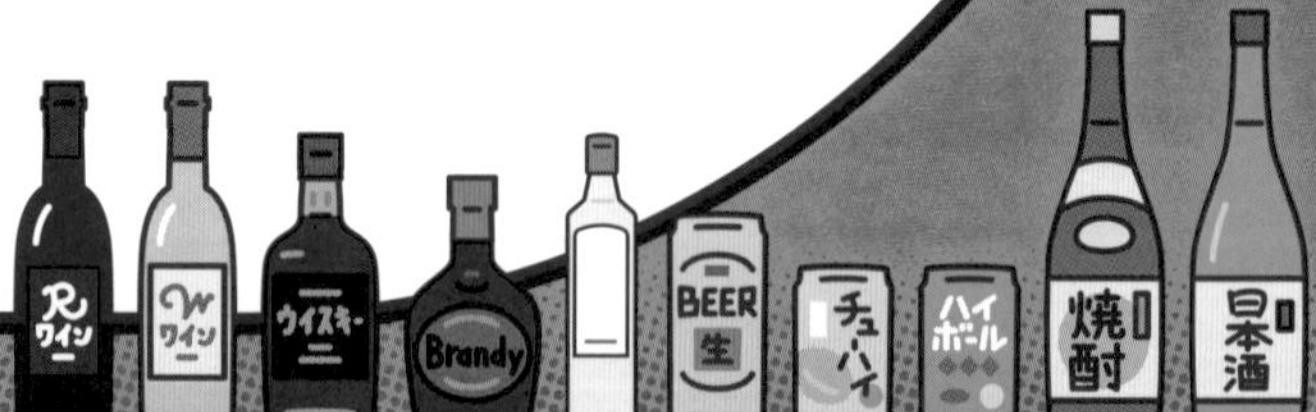

CHECK
食べる
タイミングは
飲酒前

CHECK
タレは使わず
お酢は
大さじ1杯

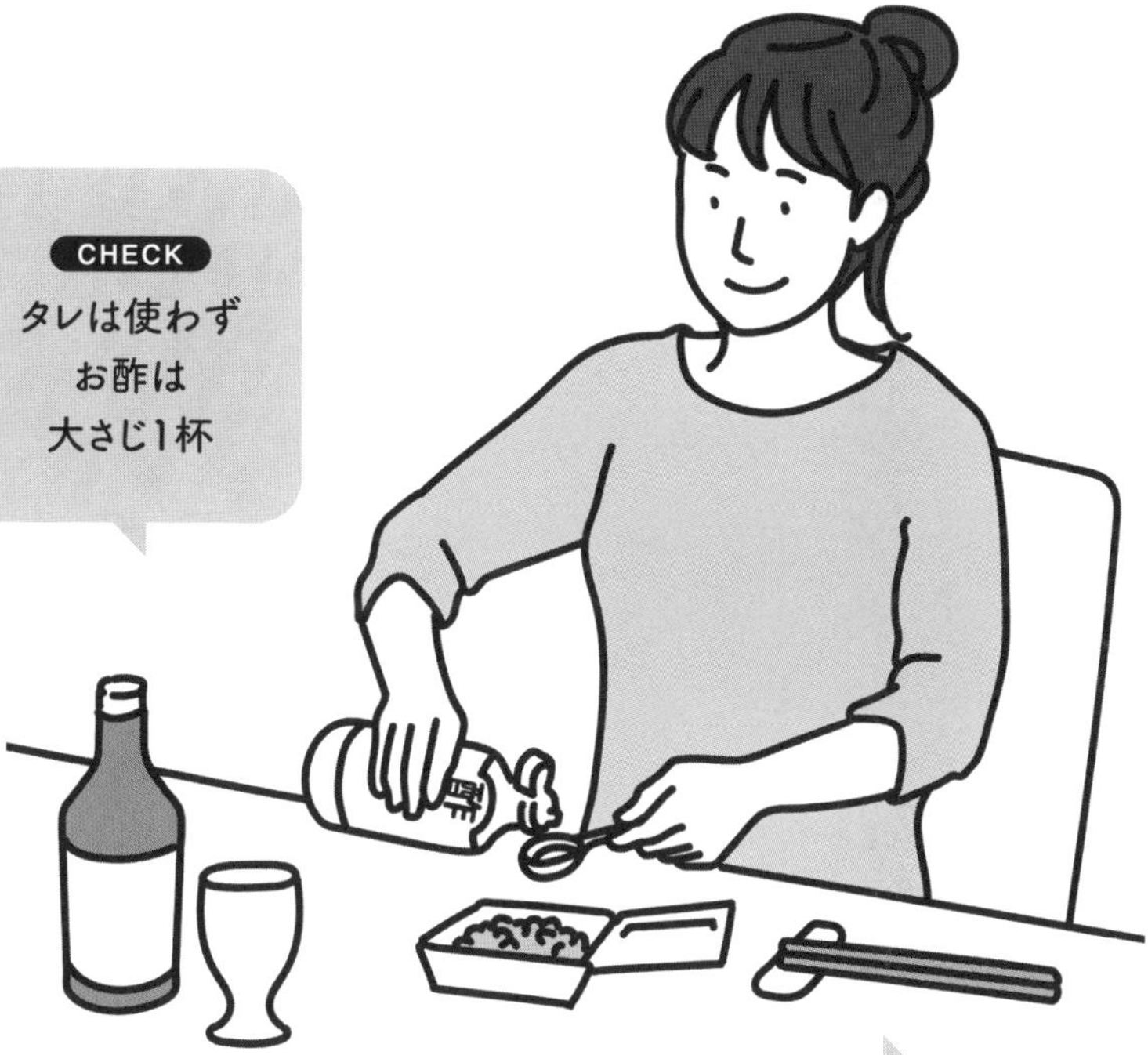

CHECK
腹持ちのよい
納豆が
飲みすぎを防ぐ

CHECK
納豆で
たんぱく質を
しっかりと補給

▶詳しくはPART4へ

最強飲酒プログラム 4

お酒を飲むときは主食を食べない

お酒を飲むとなぜ太るのか？ 一番の原因は、飲酒時に糖質たっぷりの主食を食べるからです。糖質は血糖値を急上昇させて、体に脂肪をため込みやすくします。なので、飲酒時は高糖質の主食は食べないようにすること。代わりに、たんぱく質が豊富なおつまみをしっかり食べましょう。

避けたい主食＆食べてもよいおつまみ

食べるのを避けたい主食

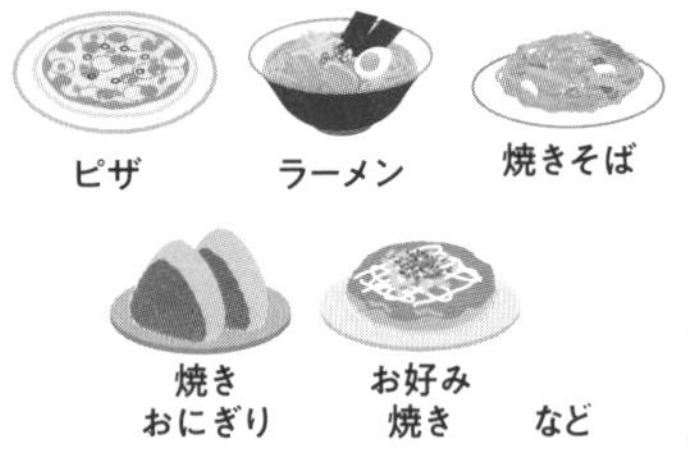

食べてもよいおつまみ

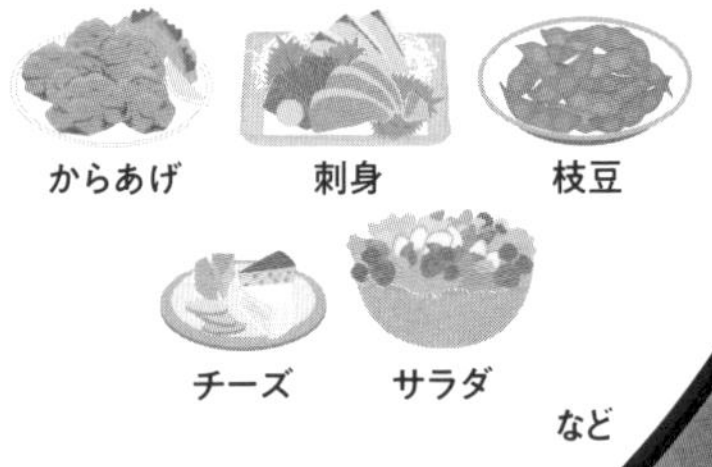

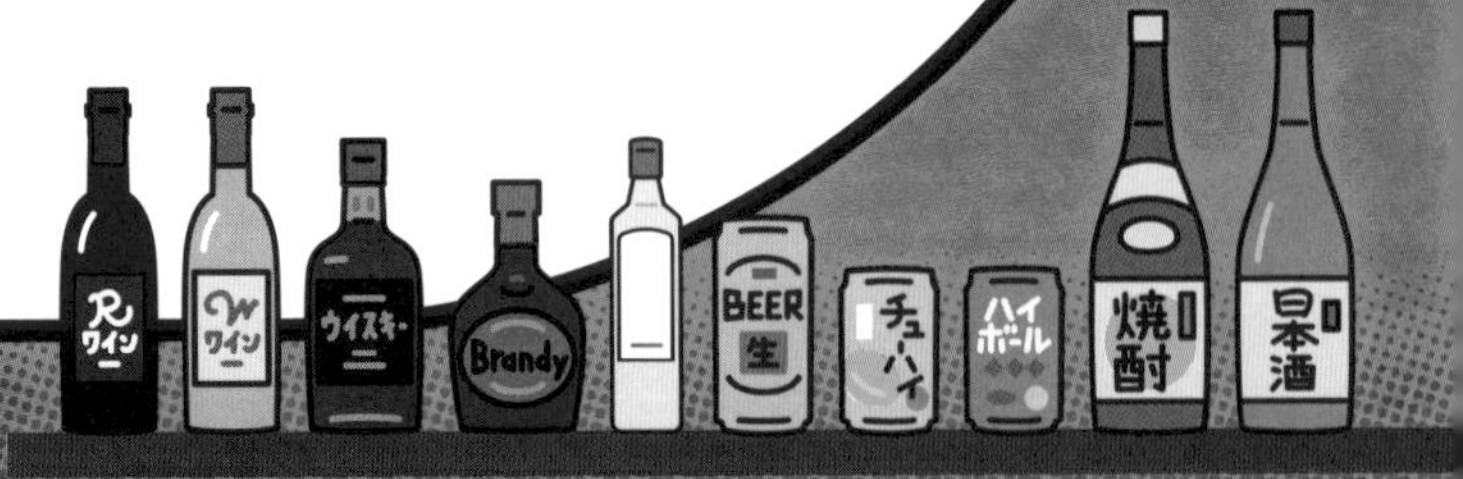

CHECK
たんぱく質が
豊富な
食品を選ぶ

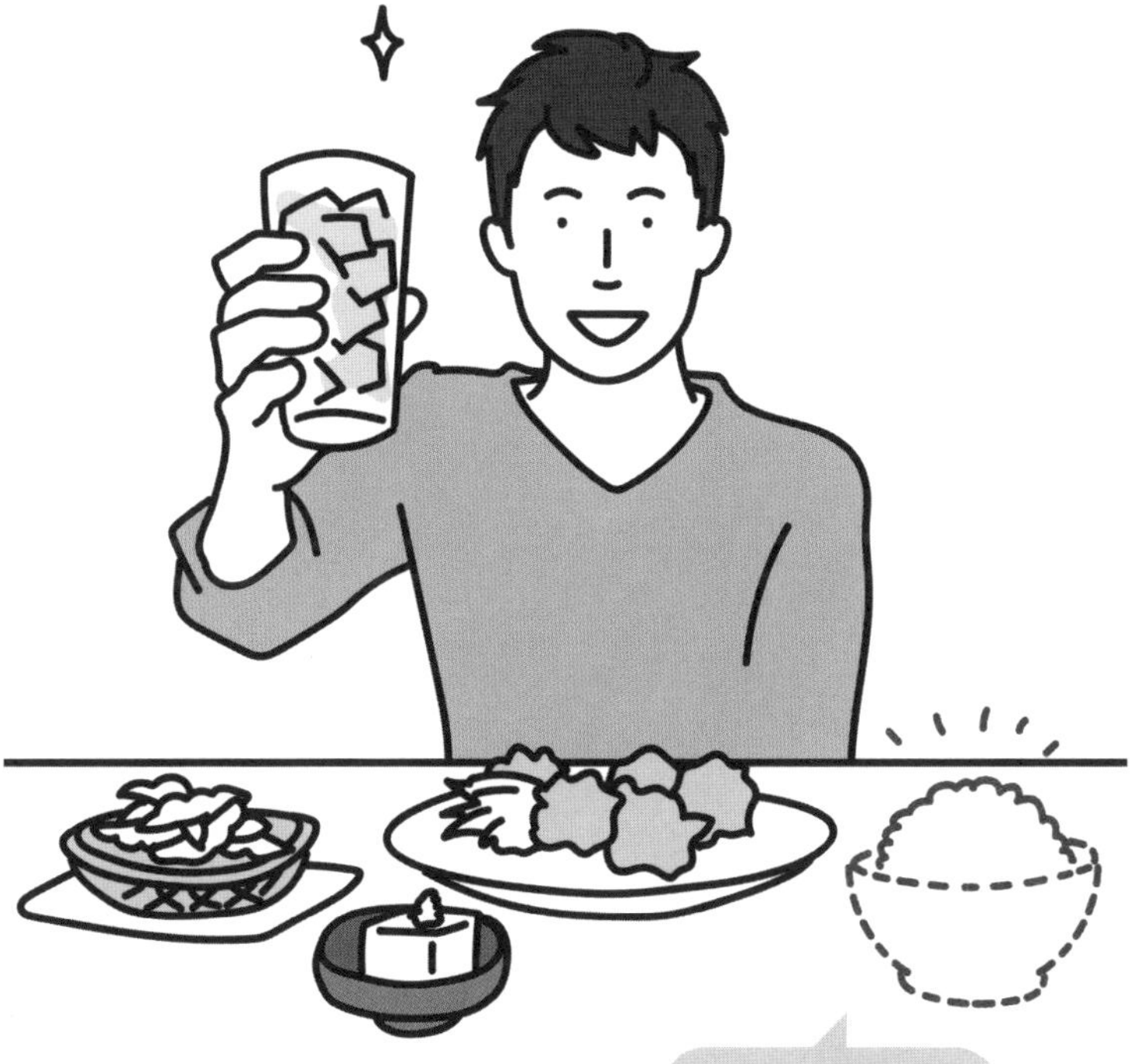

CHECK
糖質を多く含む
主食は
食べない

▶詳しくはPART4へ

最強飲酒プログラム 5

飲んだ後は口の中をきれいにする

アルコールには利尿作用があり、飲酒後は水分不足で口が乾いた状態（ドライマウス）に。ドライマウスになると、太る原因にもなる歯周病にかかりやすくなります。そのため、飲んだ後の口腔ケアは痩せるためにも必須。寝る前には必ず歯を磨き、さらに細菌が繁殖しやすい舌も磨くようにしましょう。

必ず舌も磨こう！

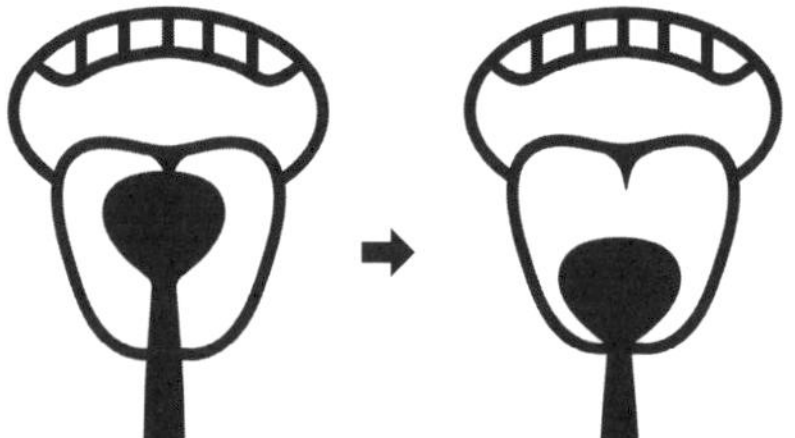

専用の舌ブラシを使って、奥から手前へ一方向になでるようにこすります。1日1回でOK。

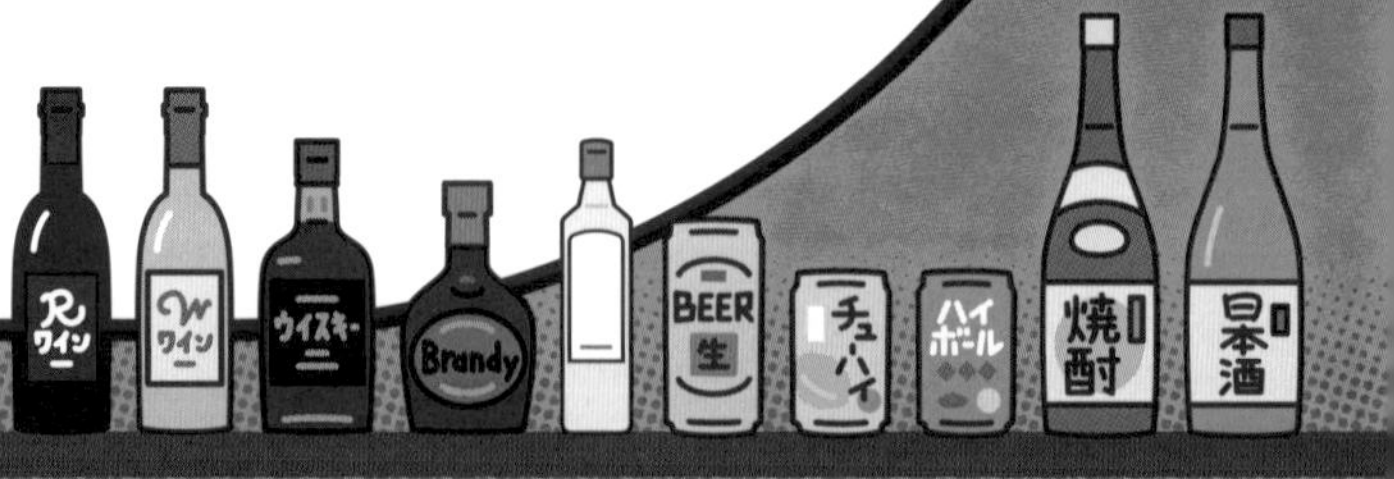

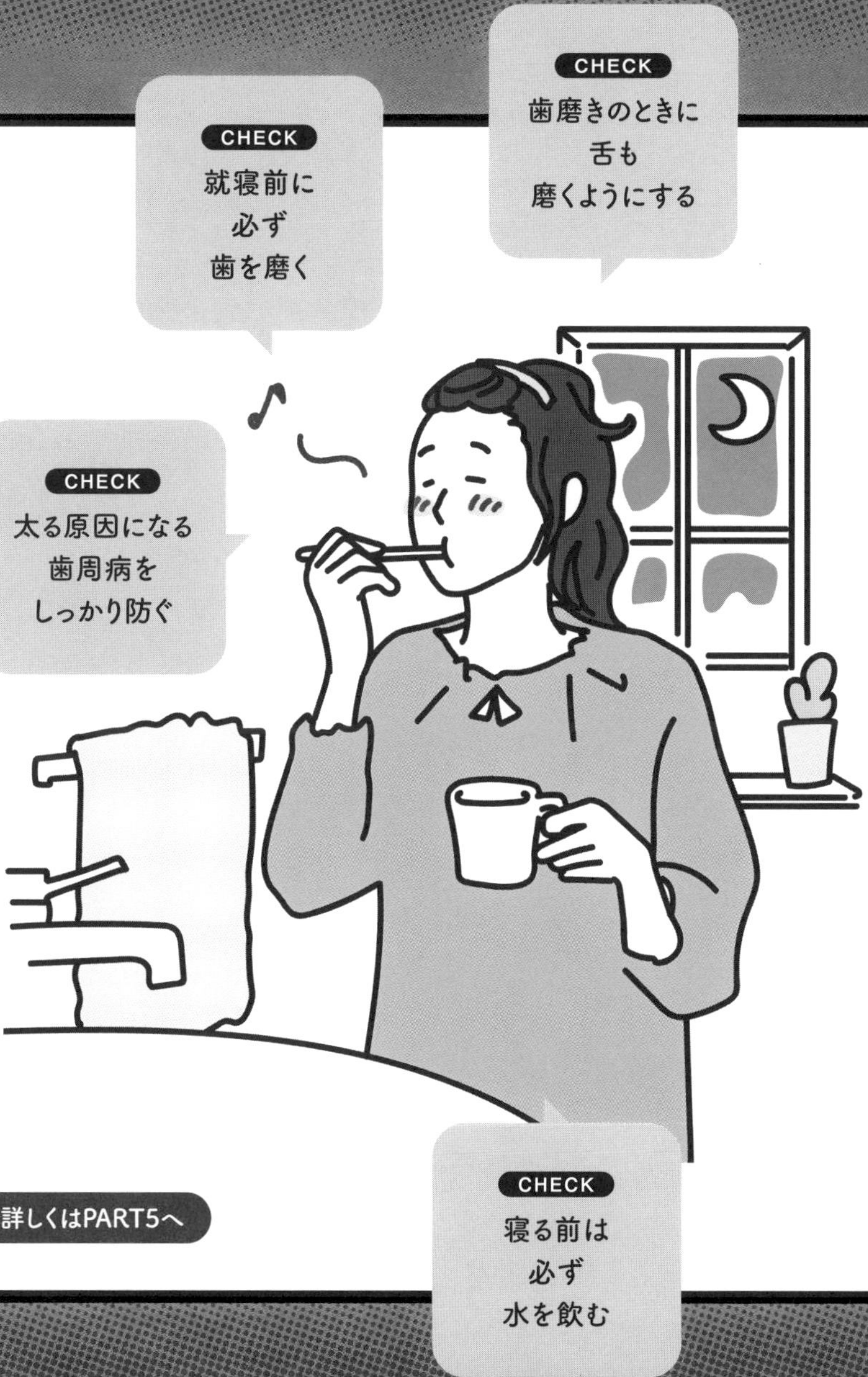
CHECK 就寝前に必ず歯を磨く
CHECK 歯磨きのときに舌も磨くようにする
CHECK 太る原因になる歯周病をしっかり防ぐ
CHECK 寝る前は必ず水を飲む

▶詳しくはPART5へ

なるすごい飲み方

通りに行えば、自然とお酒の量も減り、無理なく痩せていく体を目指せます。

1 まずは酢納豆を食べる

飲み始める前に酢納豆を食べ、お酢の効果で血糖値上昇を抑制。さらにたんぱく質豊富な納豆をお腹に入れることで食べすぎを防止。

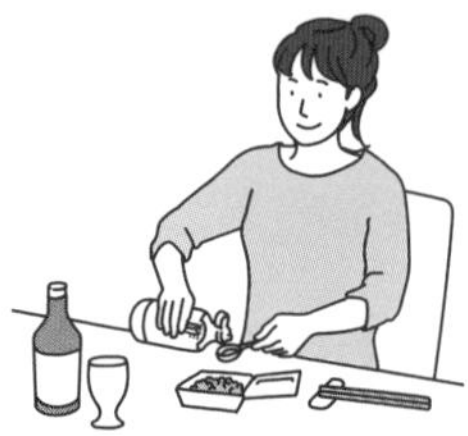

2 1杯目は「脂肪燃焼緑茶ハイ」から

1杯目は「脂肪燃焼緑茶ハイ」から飲み始める。最初に飲むことによって、血糖値の急上昇を防ぐ茶カテキンの効果を活用。

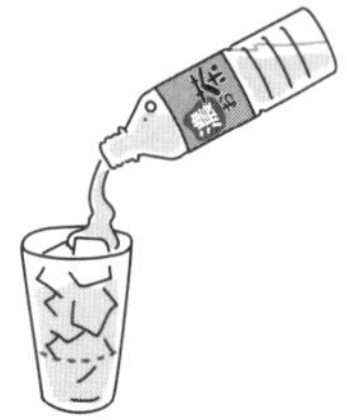

3 2杯目以降は「満腹ハイボール」で！

2杯目からは「満腹ハイボール」にチェンジ。いつもと同じ量を飲んでも、アルコールの量は半分に。

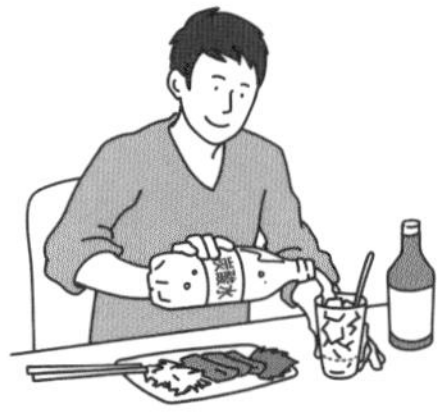

4 寝る前には必ず歯を磨く

お酒を飲んだ後はしっかりと歯を磨き、口の中を清潔にしてから寝る。汚れがたまりやすい舌も磨くようにするとよい。

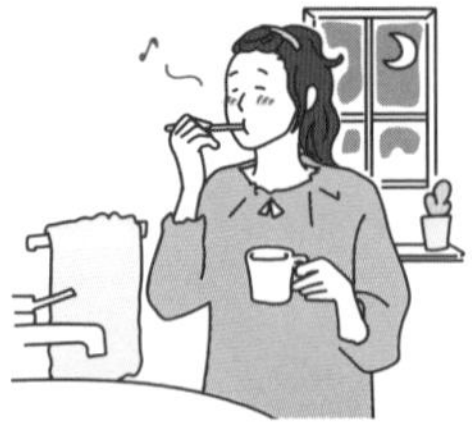

飲んでも痩せていく体に

最強飲酒プログラム①～⑤をとり入れた晩酌方法をご紹介します。順番

お酒を飲むときは主食は抜きにする

アルコールで糖質の吸収がよくなるので、お酒を飲んでいるときは米やパン、麺類などの主食は食べないように。代わりにたんぱく質が豊富な食品をとること。

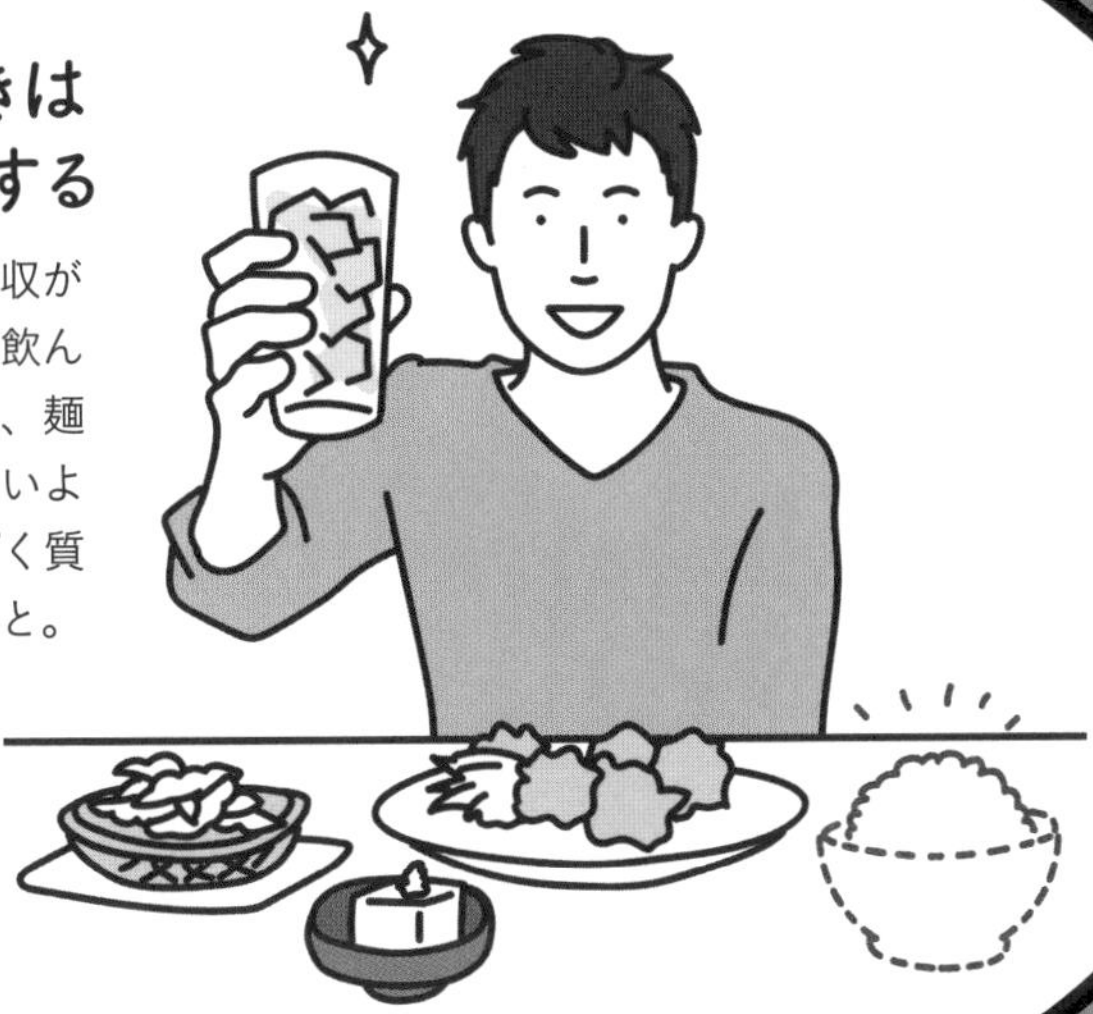

晩酌は就寝の2時間前までには終えよう！

寝る直前まで飲み食いすると、体に脂肪がたまりやすくなるので注意。晩酌は就寝の2時間前までに切り上げること。24時に寝るなら22時に終えるのが理想。

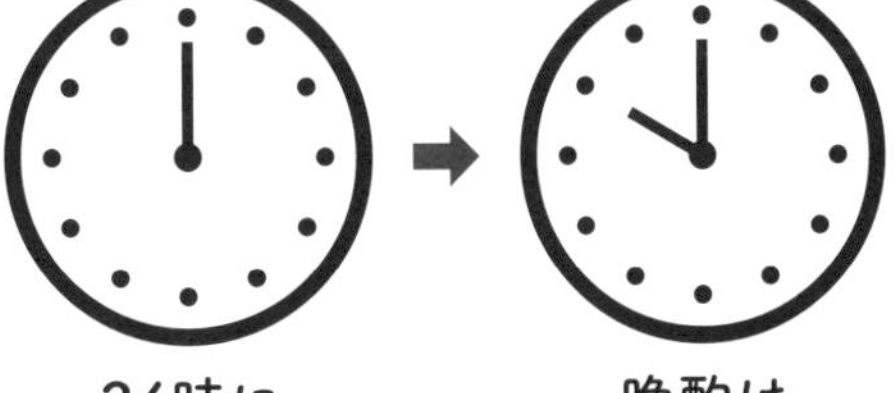

24時に寝るなら……

晩酌は22時まで！

んでも
は手に入る!

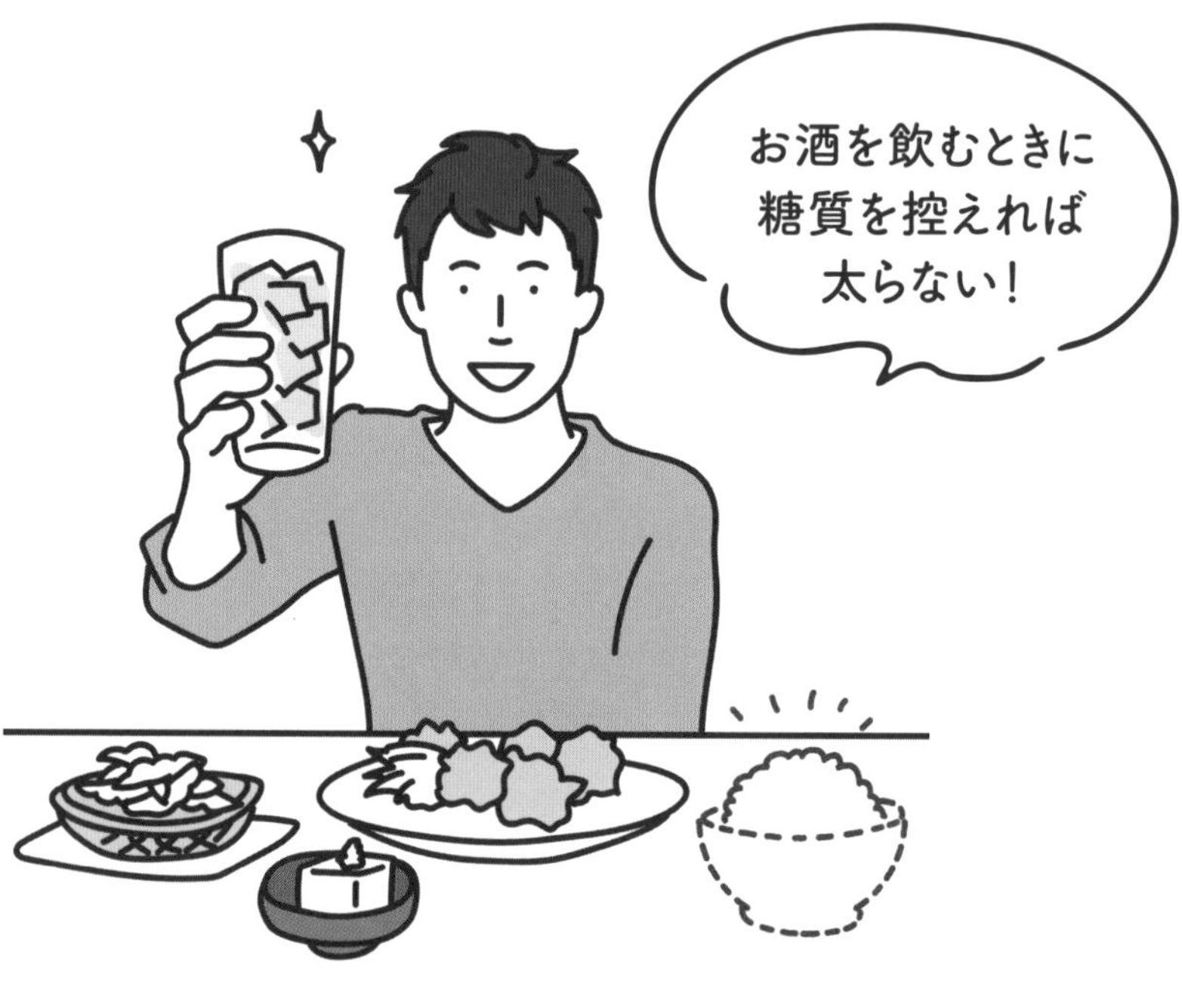

お酒を飲みすぎたり、糖質たっぷりのおつまみを食べすぎたりすると、肝臓に脂肪がたまっていきます。これが、飲むと痩せられない最大の原因。飲んでも痩せる体になるためには、この肝臓の脂肪を落とすことが先決です。

PART

1

お酒を飲
痩せ体質

”お酒を飲んで太る“はウソ!?

お酒を飲むと太ってしまう……そう思う人は少なからずいます。しかし、アルコールのみで太ることは基本的にはありません。では、何が原因かというと、お酒やおつまみに含まれる糖質です。

お酒を飲むと、まずは胃がアルコールの約2割を吸収。すると、アルコールの作用で血管が拡張して全身の血流がよくなり、腸の働きを活性化させます。次に残りのアルコールが消化・吸収を担う小腸へと流れますが、働きが活発になっているので吸収力もアップ。このとき、アルコールのほかにお酒やおつまみに含まれる糖質も、たっぷりと吸収してしまうのです。つまり、**お酒を飲んでいないときよりも、飲んだときのほうが糖質の吸収スピードが速くなり、それに対応しようと体が脂肪をため込みやすい状態に陥るのが、飲むと太る原因なのです。**

また、**アルコールには胃を刺激して動きをよくする作用（蠕《ぜん》動《どう》運動）もあります。**胃が活発に動き始めるので、次第に食欲も増進。その結果、つい食べすぎてしまったり、飲んだ後にシメのラーメンが欲しくなったりと食欲が暴走。お酒は夜に飲むケースが多いので、食べたものは昼間と違いなかなか消費しきれないのも太る要因の1つです。

肝臓の働きについては後ほど解説しますが、お酒を飲むと糖質や脂質の代謝よりアルコールの分解を優先してしまい、肝臓本来の働きが阻害され、脂肪がどんどん蓄積していきます。

お酒を飲むと脂肪をため込みやすくなる！

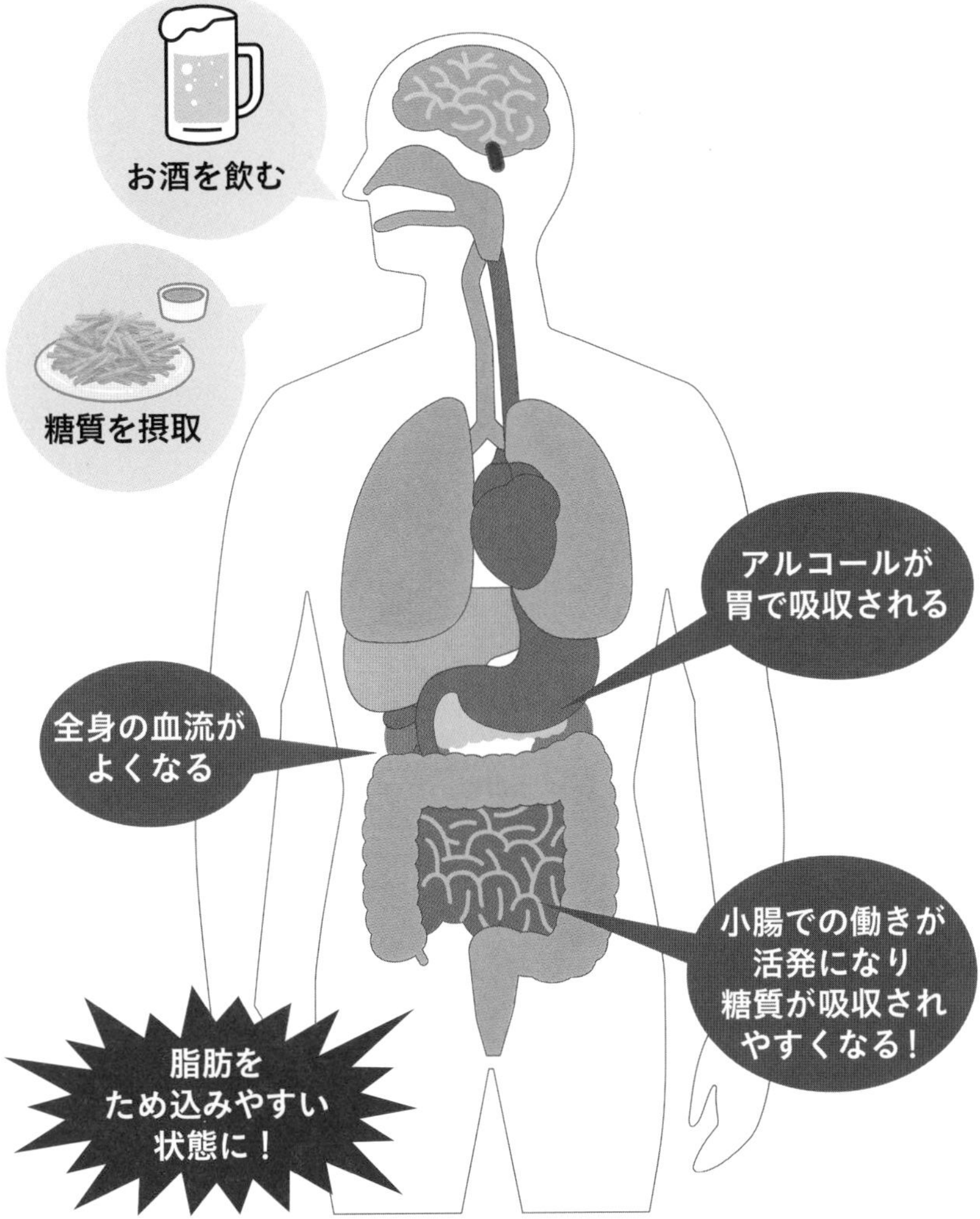

アルコールの効果で糖質が吸収されやすくなる

アルコールが胃で吸収されて血流がアップ。すると小腸の働きがよくなり、飲まないときより糖質を多く吸収。結果、お酒を飲むと体内に多量の糖質がとり込まれ、脂肪が蓄積しやすい状態に。

肝臓ってどんな働きをしているの？

肝臓の3大機能

1 栄養素の代謝

アミノ酸を体に必要なたんぱく質に合成するなど、摂取した栄養素を変換して貯蔵し、必要に応じて送り出す働き。

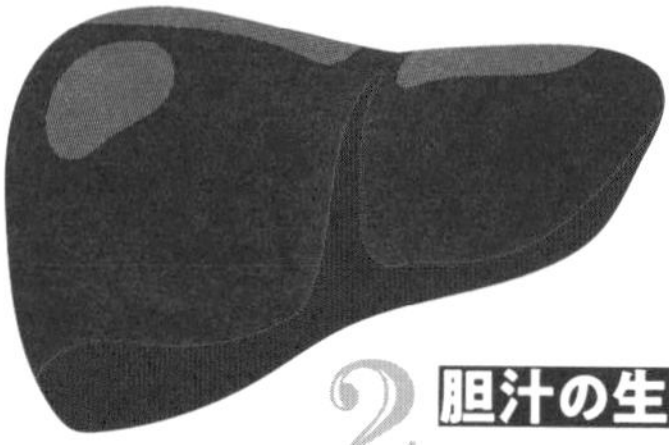

2 胆汁の生成

主に脂肪やたんぱく質の消化を助ける役割のある胆汁を合成。肝臓内でつくられた胆汁は胆のうで蓄えられ、必要に応じて分泌される。

3 有毒物質の解毒・分解

摂取したアルコールや薬剤、体内で発生したアンモニアなど、血中の有毒物質を毒性の低い物質に変えて体外へと排出する働き。

肝臓は、主に「栄養素の代謝」「胆汁の生成」「有毒物質の解毒・分解」の３つの働きがあります。

栄養素の代謝とは、食べ物に含まれる栄養素を体で使える形に変換して蓄え、必要に応じて送り出す働き。例えば、栄養素の１つである糖質も、肝臓ではグリコーゲンとして貯蔵され、血中のブドウ糖が不足するとブドウ糖に変換して放出します。次に、胆汁の生成も肝臓で行います。胆汁にはいくつか役割があり、脂肪とたんぱく質を分解しやすくしたり、肝臓で処理された不要物を排出したりします。また、有毒物質の

アルコールも糖も代謝するのは肝臓

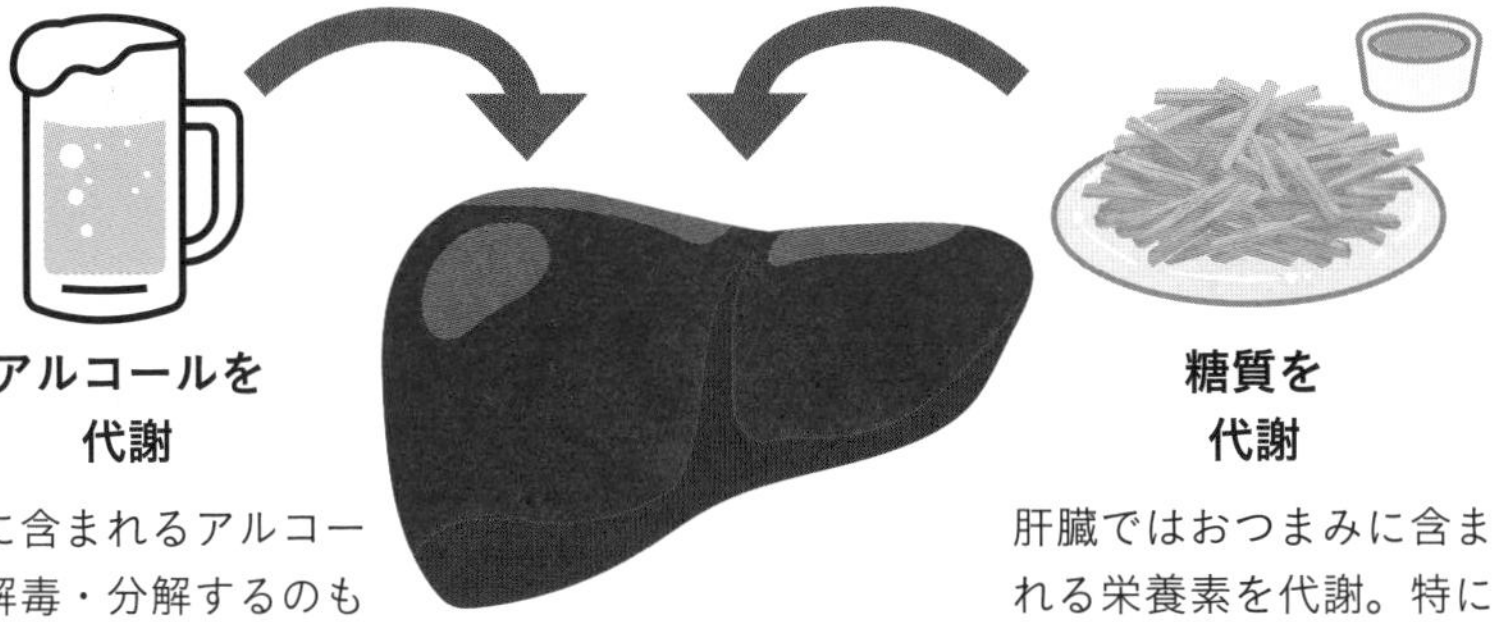

アルコールを代謝

お酒に含まれるアルコールを解毒・分解するのも肝臓の役割。吐き気や頭痛を引き起こす有毒物質のアセトアルデヒドに分解してから体に無害な酢酸に変換します。

糖質を代謝

肝臓ではおつまみに含まれる栄養素を代謝。特に脂肪のもとになる糖質の代謝は痩せるためには重要。糖質はお酒にも含まれるので、その分肝臓にも負担がかかります。

／お酒&おつまみで肝臓がパンク！＼

解毒・分解も肝臓の重要な役目。アルコールの代謝は、その一例です。小腸で吸収されたアルコールは血管を通して肝臓へ送られ、「アセトアルデヒド」という有毒物質に一度分解。さらに、肝臓内の酵素が体に害のない「酢酸」へと変換し、全身に送られてから最後は二酸化炭素と水になって排出されていくのです。

これらの働きでわかるように、**糖質の代謝もアルコールの代謝も肝臓が一手に引き受けています。ですから、お酒と一緒に糖質の高いおつまみを食べれば、肝臓はアルコールだけでなく糖質の代謝も行わなくてはならず、大きな負担となるのです。**加えていうなら、糖質の高いお酒はたとえおつまみを食べていなくても、アルコール＋糖質を摂取していることになるので、肝臓にダメージを与えてしまいます。

まずは肝臓にたまった脂肪を落とさなきゃ痩せられない！

肝臓に脂肪がたまった脂肪肝って何？

正常な肝臓の場合

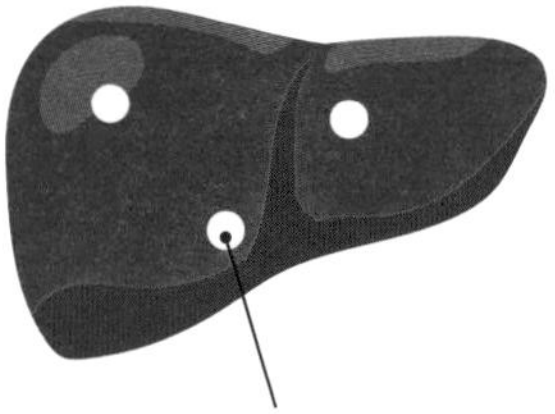

中性脂肪が 3〜4%

栄養素を使いやすく変換して貯蔵

糖質などの栄養素を使いやすい形に変え、必要に応じて放出するという代謝機能が正常に働き、適度な量の中性脂肪を蓄積。

脂肪肝の場合

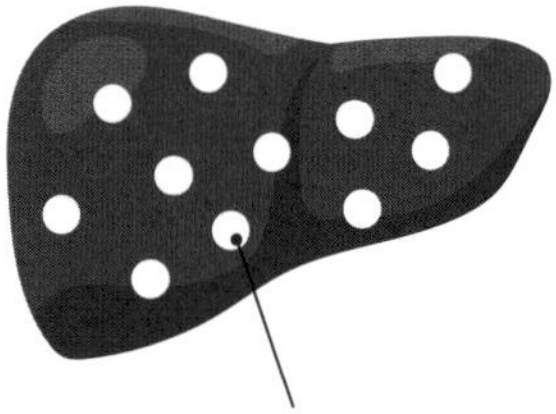

中性脂肪が 5%以上

中性脂肪の蓄積限度を超えて太りやすくなる

中性脂肪が過剰に蓄積すると、肝臓内に貯蔵できず肝細胞が炎症を起こして破壊。そこから中性脂肪が血液中にあふれ出し肥満の原因に。

お酒やおつまみなどに含まれる糖質のとりすぎが原因で起きる病気の１つが「脂肪肝」です。肝臓に中性脂肪がたまった状態を指し、今や日本人の約３人に１人、推定で約４０００万人が脂肪肝だといわれています。

中性脂肪は、私たちの体内で最も多く存在する脂質で、体を動かす大切なエネルギー源です。そのため、エネルギーが不足したときに備え、肝臓内にある程度は蓄えておく必要があります。しかし、限度を超えて増えると逆効果。これといった自覚症状のないまま、体に悪影響を及ぼすことにな

脂肪肝が治らないと永遠に痩せられない！？

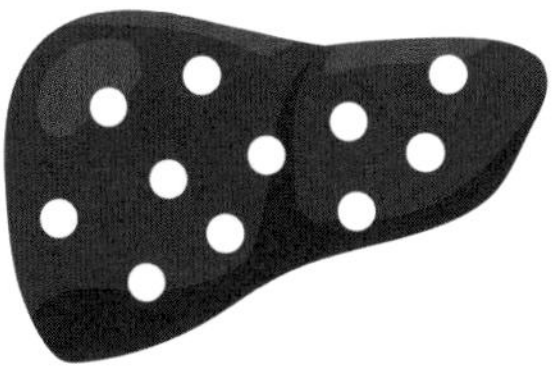

中性脂肪（脂肪のもと）が
血液中にあふれ出してしまう

アルコールの分解や
糖質の代謝がうまく行われない

肝臓にたまった脂肪を落とすと……

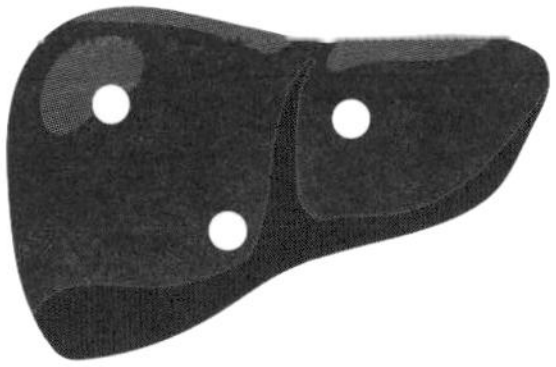

余分な中性脂肪が血液中に
あふれ出ず必要な分だけ蓄えられる

アルコールの分解や
糖質の代謝がしっかり行われる

／肝臓が元気になれば痩せる準備が整う！＼

るのです。肝臓における中性脂肪の割合が増えすぎると、まずは肝細胞が炎症を起こして壊れ、中性脂肪が血液中にあふれ出します。体のあちこちに移動しながら脂肪として蓄積されていき、肥満を招くのです。さらにいうと、血液がドロドロの状態になって動脈硬化を起こしかねません。動脈硬化は、心筋梗塞や脳梗塞などの深刻な病の引き金になるので、病気のリスクがぐんと高まってしまいます。

また、このような状態だと肝臓自体の機能が低下してしまい、本来の役割でもあるアルコールの分解や糖質の代謝がうまくできなくなります。そうなると、脂肪は消費されずにたまっていく一方。つまり、痩せるためには肝臓についた脂肪を落とすことが何よりも先決。肝臓が健康になって、初めて痩せる準備が整うのです。

お酒とおつまみで脂肪肝の種類が異なる

脂肪肝には、大きく分けて2つの種類があります。1つは、お酒の飲みすぎによる「アルコール性脂肪肝」です。アルコール性の中でも、肝臓に炎症が起こった状態で肝障害が進行していく重症タイプを「アルコール性脂肪肝炎（ＡＳＨ）」と呼びます。もう1つは、おつまみなどの糖質の過剰摂取による「非アルコール性脂肪性肝疾患（ＮＡＦＬＤ）」です。脂肪肝というと、お酒の飲みすぎだけが原因だと思われがちですが、日本人は圧倒的にこのタイプが多いといわれています。

　ＮＡＦＬＤは、症状が軽くて改善しやすい「単純性脂肪肝（ＮＡＦＬ）」と、肝硬変や肝臓がんに進展する可能性がある「非アルコール性脂肪肝炎（ＮＡＳＨ）」に細分化されます。後者のＮＡＳＨは、糖質が原因の脂肪肝のうち1～2割程度ですが、放っておくと深刻な病に発展するＡＳＨと同様の恐ろしいタイプ。ちょっとした症状があらわれたとき、健康診断などの数値が芳しくないときは、早めに病院を受診するようにしましょう。

　ちなみに、アルコールか糖質か、原因を見分けるには、飲酒量が診断基準に。1日の純アルコール摂取量が男性は30g未満、女性は20g未満だったら、非アルコール性の脂肪肝の疑いが高くなります。さらに、P.36で紹介しているＡＬＴ、ＡＳＴなどの数値も併わせて比較すると、アルコール性か非アルコール性かが、かなり正確に判断できます。

毎日の飲酒は肝臓を脂肪肝へと導いていた！

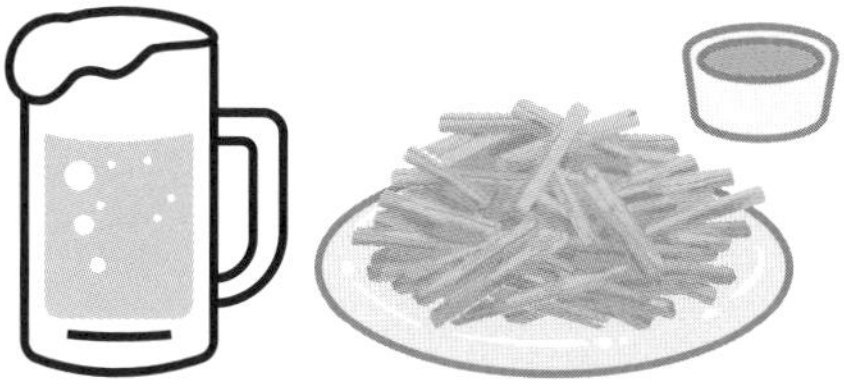

お酒の飲みすぎ

↓

アルコール性脂肪肝

アルコールのとりすぎによる脂肪肝のうち、比較的症状が軽い軽症タイプ。

↓

アルコール性脂肪肝炎（ASH）

アルコール性脂肪肝の中でも重症タイプ。肝硬変や肝臓がんに進展する可能性があり、放置は危険。

糖質のとりすぎ

↓

非アルコール性脂肪性肝疾患（NAFLD）

アルコールではなく、主に糖質のとりすぎが原因。肥満や糖尿病などを伴うケースが多い。

↓

単純性脂肪肝（NAFL）

糖質のとりすぎによる脂肪肝のうち、症状が軽く改善しやすい軽症タイプ。症状は進行しないが注意は必要。

非アルコール性脂肪肝炎（NASH）

糖質のとりすぎによる脂肪肝のうち、１～２割程度がなる重症タイプ。放置すると深刻な病に発展。

脂肪肝は男性だけでなく女性にも多い！

脂肪肝は、一般的にお酒をよく飲む男性に多いとされますが、実は女性にも多い病気。ただし、発症のタイミングは男女で異なります。

脂肪肝になる割合を年代別で比較すると、35～49歳は男性が28・４％、女性が11・７％と男性のほうが圧倒的に高い割合。ところが、50～64歳では男性が24・５％、女性が14・６％と、若い年代と比べて男性の割合は減少し、女性は増加します。さらに65歳以上になると、男性は15・２％、女性は16・９％と、脂肪肝になる割合が男女で完全に逆転。このことから**女性は年齢が高くなるほど脂肪肝になる割合が増える**傾向にあることがわかります。

男女比が逆転する理由の１つが、女性ホルモンの減少にあります。エストロゲンは脂肪の燃焼を促す働きのある女性ホルモンですが、30代以降は分泌量が徐々に減り、50歳前後の更年期で閉経を迎えた後は激減します。そのため脂肪が燃焼されにくくなり、肝臓にも脂肪がたまりやすくなるのです。

もう１つの理由は、糖質の摂取量。私が提唱する１日の糖質摂取量の基準値は、男性で２５０ｇ、女性で２００ｇとしています。しかし、男女ともにどの年代も基準値を上回っています。特に50代の女性は１日の摂取量が約４１３ｇと倍以上もオーバー。この年代の女性は糖質を中心にした間食が多い傾向にあり、そういった食習慣も女性の脂肪肝を招く要因となっています。

65歳以上で脂肪肝患者の男女比が逆転

男性は年齢が高くなるにつれて脂肪肝になる割合が減少。一方、女性は年齢が進むにつれて増加する傾向が。35 ～ 49 歳では男性のほうが圧倒的に多いのですが、徐々に差が縮まり、65 歳以上では男女比が逆転します。

年代別の脂肪肝の割合

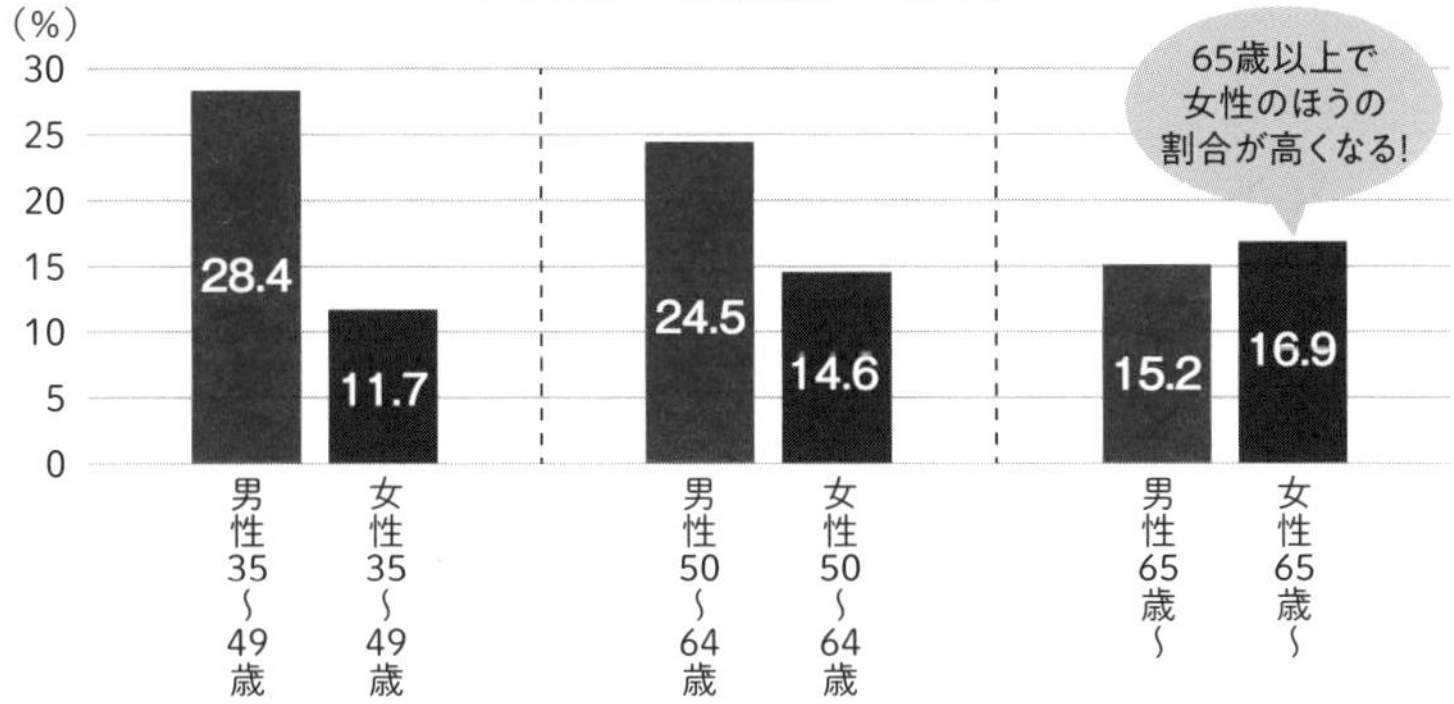

出典：栗原毅、横山泉、村尾奈美他「超音波診断による脂肪肝多数例の検討」(1990 年) をもとに作成、一部改変

脂肪肝が女性にも多い理由は糖質の摂取量にあった!

女性の脂肪肝が増え始める 50 代では、糖質摂取量が飛び抜けて多いことが判明。日頃から糖質メインの間食が多いのも、この年代の女性の特徴。女性患者の多くが糖質過多の食習慣から脂肪肝になったと考えられます。

1日に摂取している糖質量

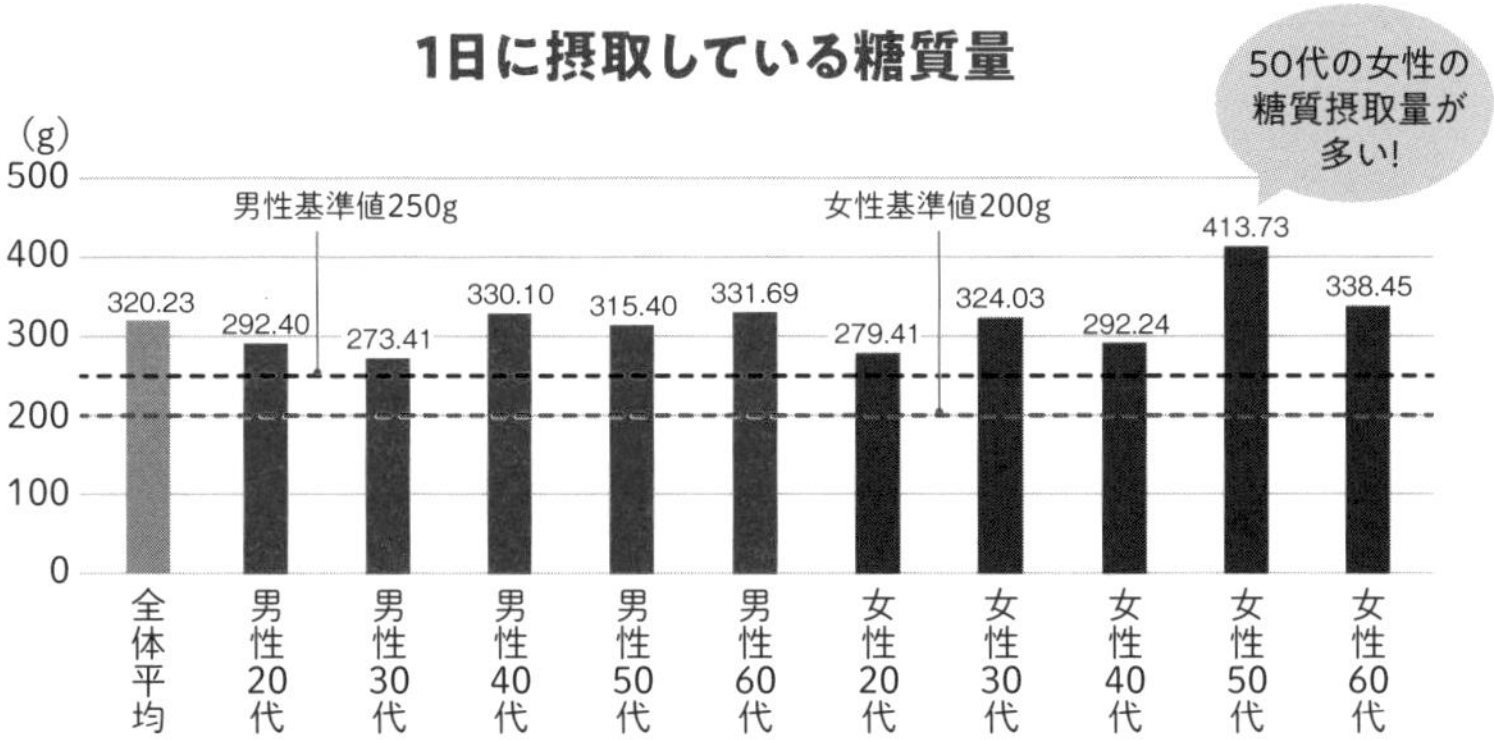

サッポロビール調べ（栗原毅監修）

出典：サッポロビール株式会社「食習慣と糖に関する 20 ～ 60 代男女 1000 人の実態調査」をもとに作成

肝かを知る方法

「肝機能検査」の数値を見てみよう！

肝細胞に含まれる ALT、AST、γ -GTP の 3 つの酵素の数値を調べると、脂肪肝の可能性があるかどうかがすぐにわかります。

ALT (GPT)

【一般的な基準値】10〜30U/L

【理想値】5〜16U/L

アミノ酸をつくるときに使われる酵素。糖質のとりすぎで最初に上昇する数値で、肝細胞が破壊されると血中に漏れ出すため数値が上がる。

AST (GOT)

【一般的な基準値】10〜30U/L

【理想値】5〜16U/L

アミノ酸をつくるときに使用する酵素。肝臓や筋肉に含まれており、筋肉が破壊されたときも数値が上昇するため ALT の数値との比較で見る。

／両方が16U/Lを超えたら脂肪肝かも！＼

γ-GTP

【一般的な基準値】男性：10〜50U/L　女性：10〜30U/L

肝臓や胆道に異常があるとこの数値が上昇。アルコール性肝障害の目安。ただし、糖質のとりすぎやストレスなどでも上がりやすい。

／この数値もチェック＼

脂肪肝だと肝細胞からALTとASTがあふれる

通常時は一定量の ALT と AST が血液中を流れていますが、脂肪がたまることで炎症が起きて肝細胞が壊れると、ALT や AST が過剰にあふれ出ます。そのため、これらの数値が高いと脂肪肝の可能性が考えられます。

健康診断の数値でチェック!

自分が脂肪

数値の差で脂肪肝の原因がわかる!

ALTとASTの両方が16U/Lを超えた場合	➡	**脂肪肝**の可能性大
＋		
ALT＞ASTの場合	➡	糖質が原因の**非アルコール性の脂肪肝**の可能性大
ALT＜AST もしくはγ-GTPが高い場合	➡	お酒が原因の**アルコール性の脂肪肝**の可能性大

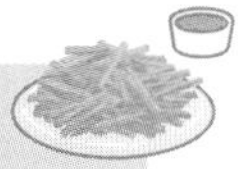

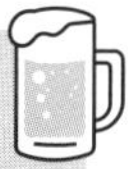

健康診断の検査項目にもある「肝機能検査」の数値から脂肪肝の原因も推察できます。肝細胞に含まれているＡＬＴ、ＡＳＴ、γ-ＧＴＰの３つは、肝臓におけるたんぱく質の代謝に関わる酵素。ＡＬＴとＡＳＴは炎症によって肝細胞が壊れることで血液中にあふれ出し、数値が上昇します。つまり、肝臓にダメージがあると、この２つが高くなりがち。両方とも一般的に10〜30Ｕ／Ｌが基準値とされますが、**16Ｕ／Ｌを超えてしまうと肝臓に脂肪がたまり始めているサイン**です。

また、脂肪肝の原因がお酒なのか糖質なのかも、ＡＬＴとＡＳＴの数値の比較によってわかります。**ＡＬＴのほうが高ければ糖質、ＡＳＴのほうが高ければお酒が原因。**アルコール性肝障害で上昇するγ-ＧＴＰの数値も併わせて判断しましょう。

お酒を飲むと不健康になる？

お酒を飲みすぎると肝臓はボロボロになる!?

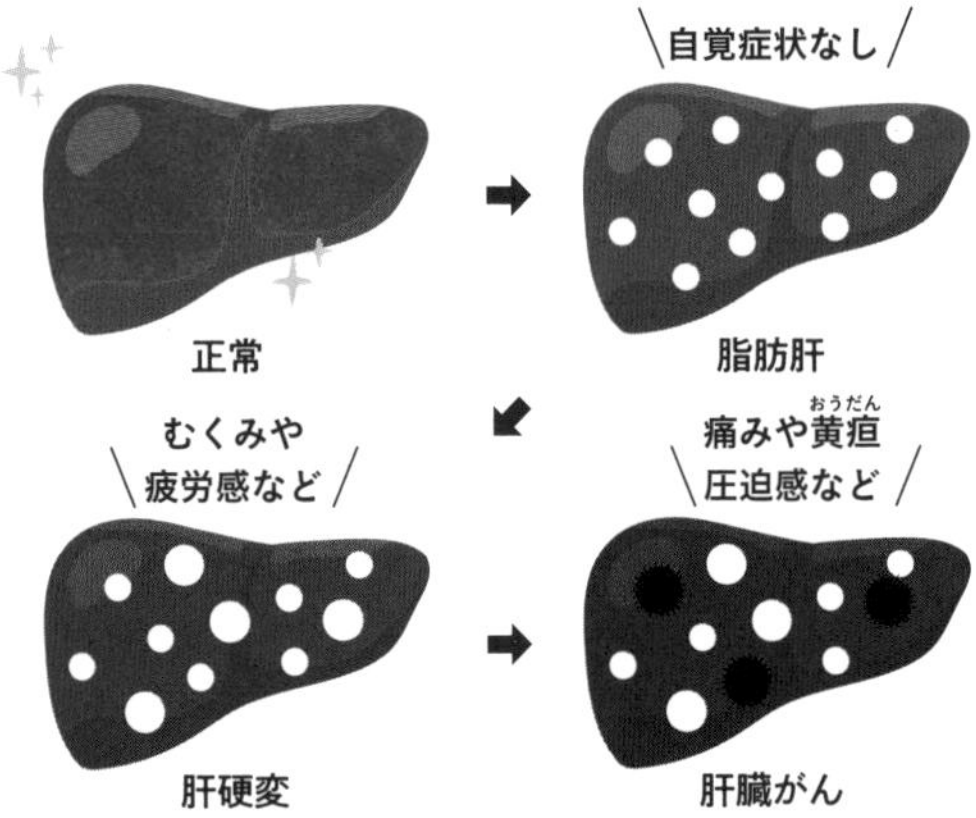

自覚症状を感じてからでは遅い!

肝硬変の初期に倦怠感を感じ始めますが、それまでは自覚症状のないケースがほとんど。明らかに病気とわかる症状は肝硬変中期以降。早期に脂肪肝に気づき、治療することが大切です。

お酒を飲みすぎると、アルコールをはじめお酒やおつまみに含まれる糖質が原因で、脂肪肝になってしまうのはこれまで述べた通り。そこで覚えておいてほしいのが、**脂肪肝は「自覚症状がなく気づかないうちに進行する」ということ。**

肝臓には痛みなどを感じる神経が存在せず、ダメージを受けても相当悪くなるまで症状にあらわれません。そこが脂肪肝の怖いところで、肝臓の中性脂肪が20％を超えた状態であっても、はっきりと自覚できる症状は出ないのです。放置したままだと肝硬変や肝臓がんにまで進んでしまう恐れも

脂肪肝によって引き起こされる病気

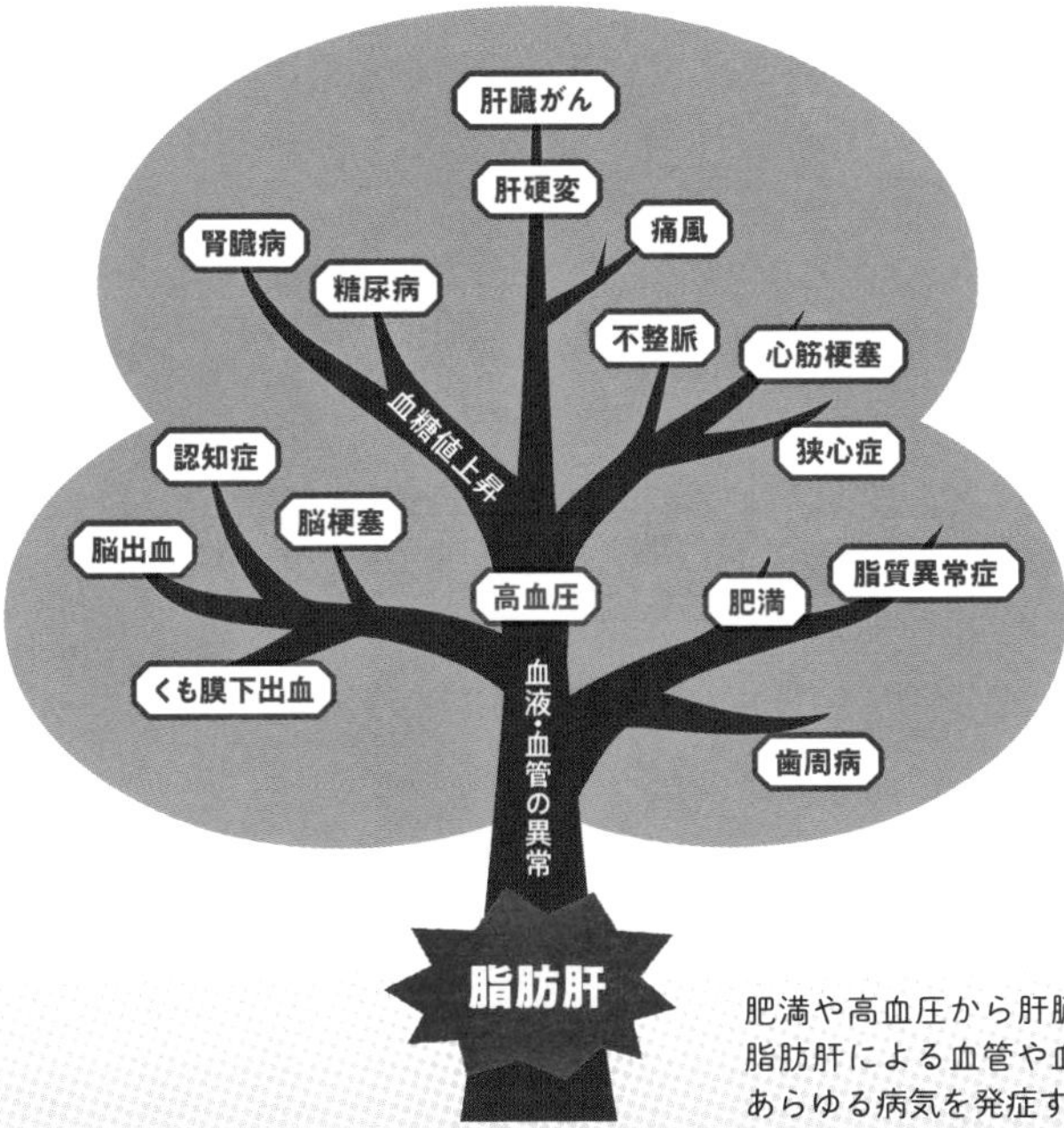

肥満や高血圧から肝臓がんまで、
脂肪肝による血管や血液の異常が
あらゆる病気を発症する原因に。

あり、気づいたときには手遅れ……といったケースも少なくありません。

　また、肝臓の病気だけでなく、脂肪肝は様々な生活習慣病も引き起こします。その原因となるのが、脂肪肝による血管へのダメージ。脂肪肝だと肝臓から血管に中性脂肪やコレステロールがあふれ出し、血液がドロドロに。この状態が続くと血管が傷んで動脈硬化になり、狭心症や脳梗塞などの重篤な病に繋がります。

　さらに、血管や血液に問題があると、脳への血流も悪化。神経細胞が血液不足で損傷し、アルツハイマー型認知症を発症しやすくします。ほかにも糖尿病や高血圧、腎臓病、歯周病など、多くの病気が脂肪肝による血管の異常を発端とします。脂肪肝を早期に発見して治療をすれば、これら全ての病気を予防することになるのです。

あなたはどのタイプ？お酒の強さは遺伝子で決まっている

お酒に強いか弱いかは、生まれ持った遺伝子でわかります。アルコール代謝の過程でできる有毒物質のアセトアルデヒド。これを分解する主要な酵素を「2型アルデヒド脱水素酵素（ＡＬＤＨ２）」と呼びますが、この働きが活発だとお酒に強く、働きが鈍いとお酒に弱くなります。それを決めるのが、次の３つの遺伝子型です。

ＡＬＤＨ２が正常に働くＮＮ型は、いわゆる「お酒に強い」タイプ。ＡＬＤＨ２がＮＮ型の16分の１しか働かない低活性型のＮＤ型は、「お酒に弱い」か「ほどほどに飲める」タイプとされ、ＡＬＤＨ２が全く働かないＤＤ型は「お酒が全く飲めない」タイプとなります。日本人の半数以上がお酒に強いＮＮ型、半数弱はお酒に弱いか飲めない遺伝子型を持っているとも。ちなみに、ＮＤ型やＤＤ型を持つのは日本人を含むモンゴロイドだけ。ヨーロッパ系白人、アフリカ系黒人はＮＮ型のみです。また、女性の場合は女性ホルモンにＡＬＤＨ２の働きを抑制する作用があるため、アルコールの分解力が男性に比べて弱まるともいわれています。

自分がどの型なのかは血液検査でわかりますが、消毒用アルコールを含ませた絆創膏を腕に貼って調べる方法もあります。10分間貼ってから剥がし、肌が赤くなっていたらＤＤ型、ピンク色になっていたらＮＤ型、無反応ならＮＮ型です。あらかじめ知っておけば、上手にお酒とつき合えます。

どの遺伝子タイプかチェックしよう

遺伝子型は血液検査以外に、絆創膏を腕に貼って調べる方法も。
自分にとってのお酒の適量がわかるので、知っておくと便利です。

目安	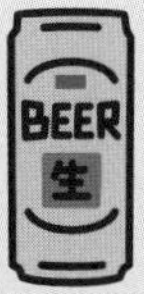 ビール(500ml) 3缶が 余裕で飲める	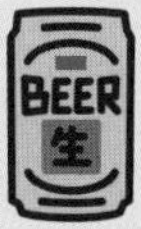 ビール(350ml) 1缶が 飲める	 全く 飲めない
遺伝子型	NN型	ND型	DD型
日本人の出現率	56%	40%	4%
ALDH2の 活性タイプ	安定で正常な 活性を有する 「活性型」	NN型の 16分の1の活性 しかしない 「低活性型」	活性が 完全に失われた 「不活性型」
お酒の強さ	「お酒に強い」 といわれている	「お酒に弱い」 または 「ほどほどに飲める」 といわれている	「お酒が 全く飲めない」 といわれている

出典:元筑波大学教授・原田勝二博士の研究をもとに作成、一部改変

お酒を飲み続けていると強くなる!?

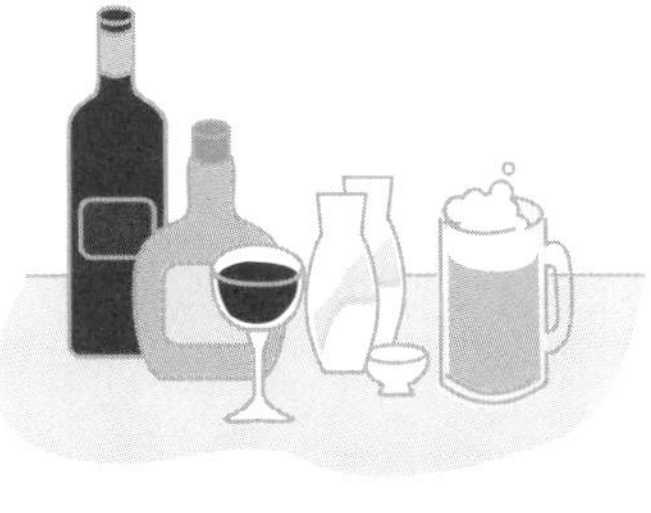

定期的に飲酒をすることで、お酒を代謝する酵素の働きが促進される場合があり、これによって「お酒に強くなった」と感じてしまいますが、お酒の強さは遺伝子型によって決まっています。むやみに飲むと、病気や依存症のリスクが高まるのでやめましょう。

お酒は飲んだほうが痩せる!?

太るメカニズムは、血糖値と深い関わりがあります。糖質を含む食べ物を口にすると、食後に血糖値が上がり、それを下げようと「インスリン」がすい臓から分泌されます。インスリンは脂肪の合成を促す作用のあるホルモン。もし、血糖値が急激に高くなればインスリンが過剰に分泌し、多くの脂肪がつくられることになるのです。

よく、お酒で血糖値が上昇するといわれますが、肝臓内のグリコーゲンをブドウ糖に分解するのを促進させるため、一時的に血糖値が上がっていただけ。実際は、アルコール自体が血糖値を上げることはありません。例えば、**食パンだけを食べたときと、ビール、白ワイン、ジンなどのお酒だけを飲んだときで血糖値を比べると、食パンを食べた後が最も血糖値が高くなる**ことがわかっています。

さらに興味深いことに、食パンと同時に水を摂取したときと、食パンと同時に色々なお酒を摂取したときの血糖値を調べると、食パンと水の組み合わせの血糖値が最も高くなったのです。これらからわかるように、**水よりお酒を飲みながら糖質をとるほうが血糖値は上がりにくい、つまりはアルコールが血糖値の上昇を抑制している**ということです。このメカニズムはまだ解明されていませんが、アルコール代謝のときに肝臓で糖をつくる作業が抑制されたり、グリコーゲンが消費されたりするのが、原因ではないかと考えられています。

お酒が血糖値の上昇を抑制

食パンとお酒では、食パンを食べた後の血糖値が最も上昇。また、食パンと水、食パンとお酒を摂取した後の血糖値を比べると、食パンと水が最も高値を示しています。つまり、お酒で血糖値は上がらず、むしろ降下させる作用があるのです。

食パン、ビール、白ワイン、ジンの血糖値の変化

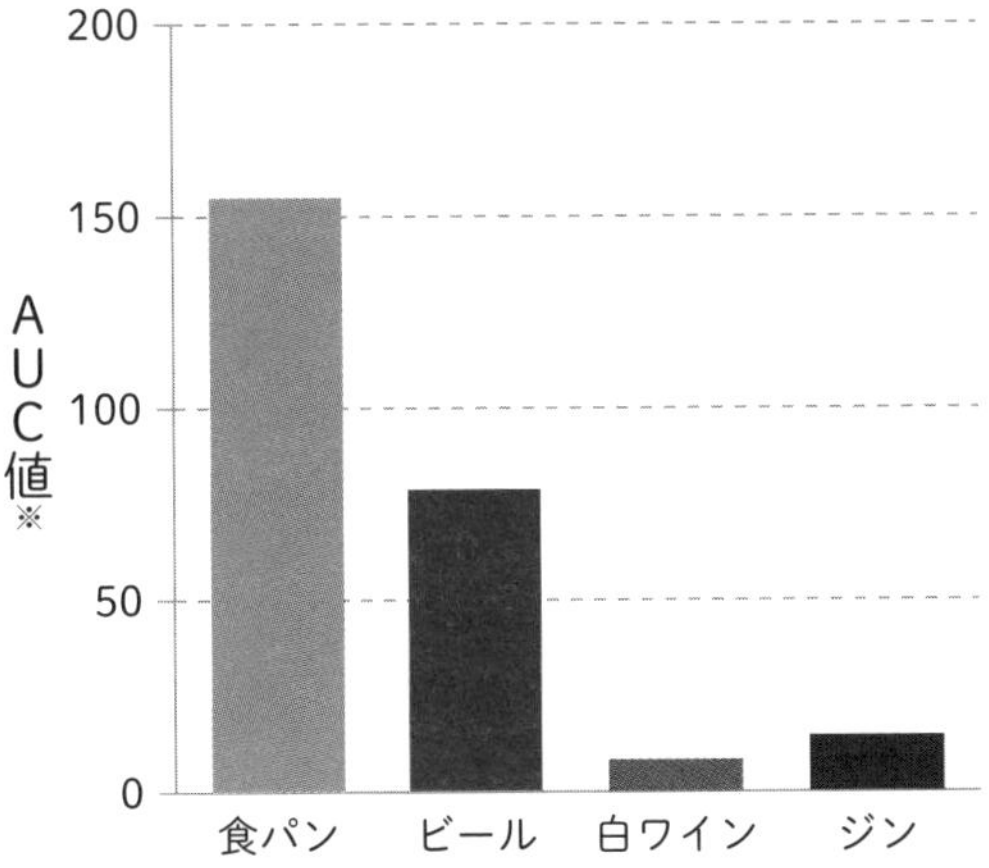

糖質が低ければ血糖値は上昇しない

糖質を多く含む食パンを食べた後の血糖値が最も高く、低糖質の白ワイン、ジンでは血糖値がほとんど上昇しない。

食パンと同時に摂取したときの血糖値の変化

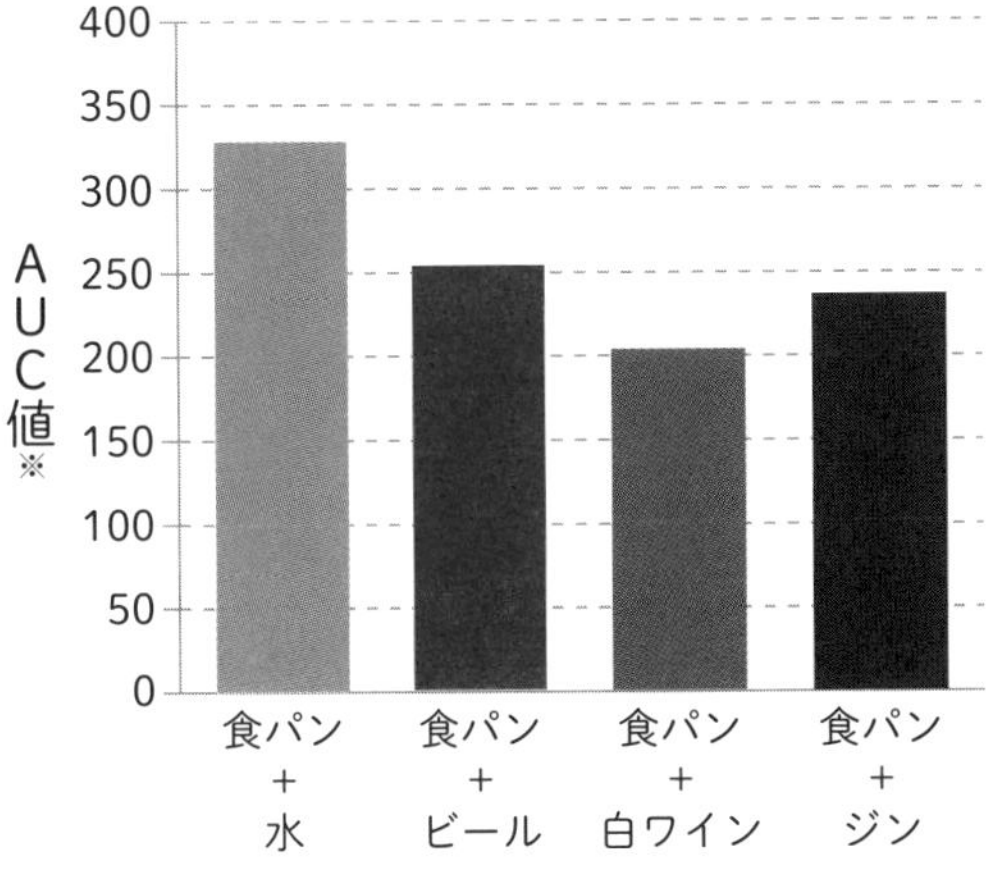

水よりもお酒のほうが血糖値を上げにくい

食パンと同時に水を摂取したときと、お酒を摂取したときとでは、前者のほうが血糖値が上がる。低糖質のお酒は、むしろ血糖値の上昇を抑制する。

※血糖上昇曲線下面積、単位はmmol/L・min

出典：Am J Clin Nutr. 2007;85(6):1545-51. をもとに作成、一部改変

痩せる飲み方

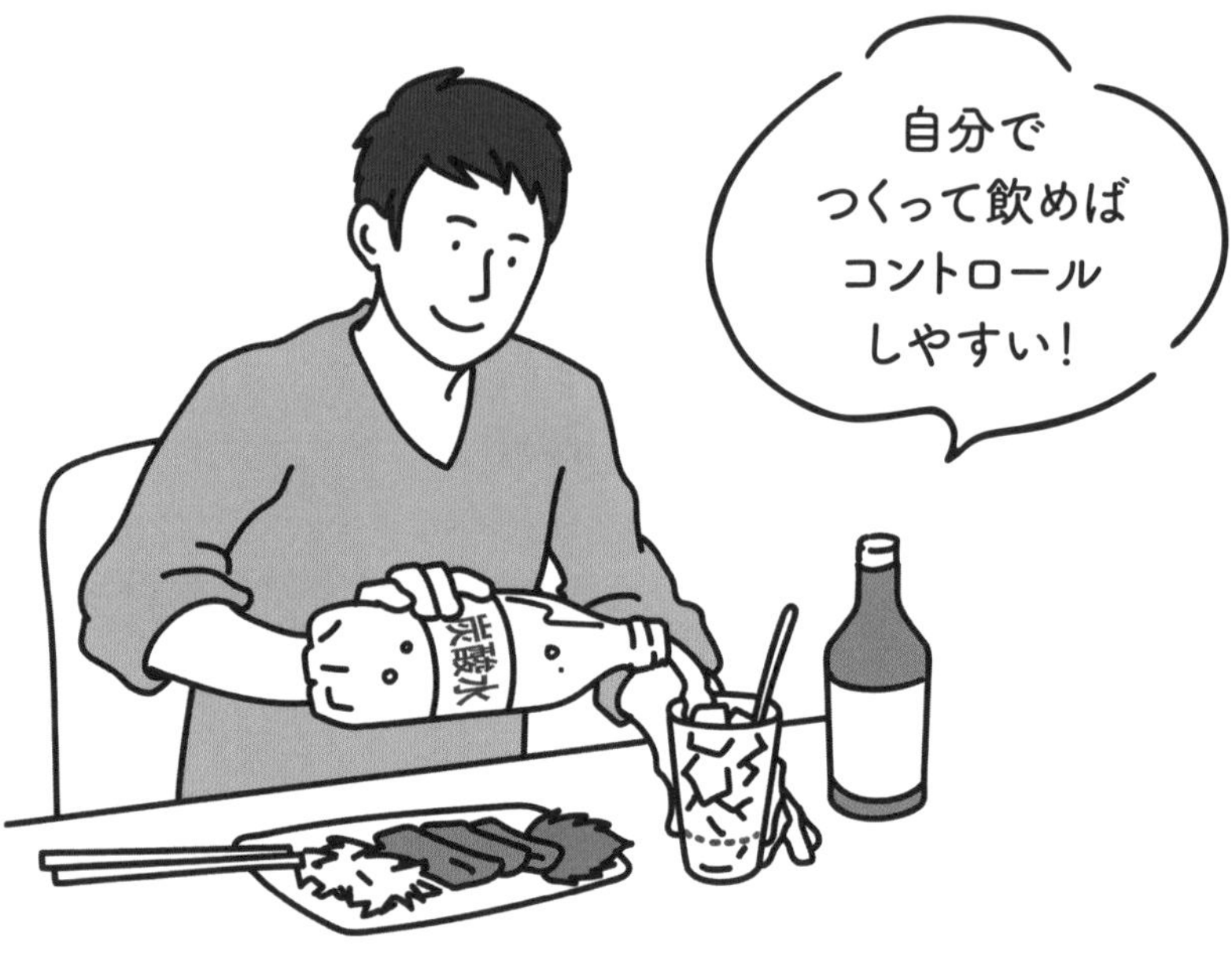

お酒には太りにくいお酒と太りやすいお酒があります。ですから、どんなお酒を選ぶかはとても重要。正しく選ぶためにあらかじめお酒の種類と特徴を知っておきましょう。さらに痩せる飲み方もマスターすれば、最強です。

PART

2

最強に
お酒の

今のお酒の量を半分にするだけでも痩せていく

いつもの量の半分にすることから始めよう!

半分に減れば肝臓の負担も半減

例えば、家でも外でも、いつも6杯程度飲む人は3杯に減らしてみること。肝臓への負担も半減するので、肝機能が向上して脂肪肝も改善。いきなり適量まで減らさなくても、まずは半分にすることを目標にしよう。

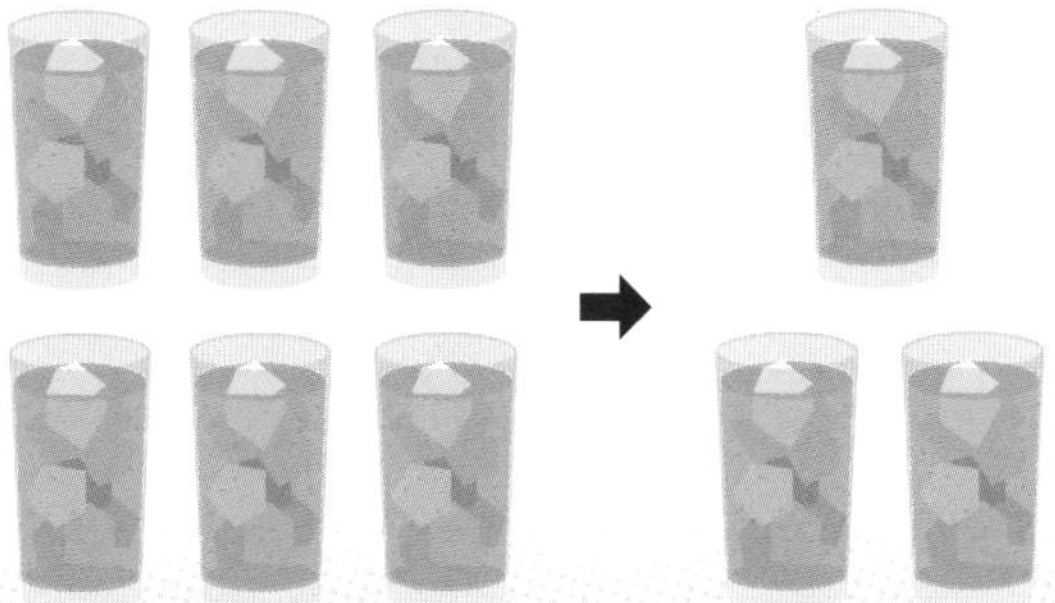

6杯飲んでいたら……　→　3杯にする!

お酒を飲みすぎると肝臓に負担がかかり、肝機能が低下して脂肪がたまりやすい状態に。放っておくと脂肪肝に発展し、代謝がスムーズに行われず太りやすい体になっていきます。裏を返すと、お酒の量を減らし肝臓への負担を軽減すれば、脂肪肝が改善して痩せられるということ。毎晩お酒を飲んでいる人は脂肪肝になっている可能性が高いので、自分が飲んでいるお酒の量（純アルコールの摂取量）がどのくらいか、一度見直してみましょう。

アルコール摂取量の割り出し方は、飲んだお酒の量とアルコール度数を計算式にあ

そもそも1日の適量ってどのくらい？

純アルコール量の計算の仕方

お酒の度数×お酒の量×0.8÷100
=アルコール量（g）

例えば……
度数5%のビール（500ml）の場合
5×500×0.8÷100=20g

生活習慣病のリスクを高める飲酒量
男性で40g以上
女性で20g以上

ビール 500ml（度数5%）

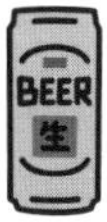

＝ 純アルコール量は **20g**

これが適量！

純アルコール約20gに相当するお酒の量

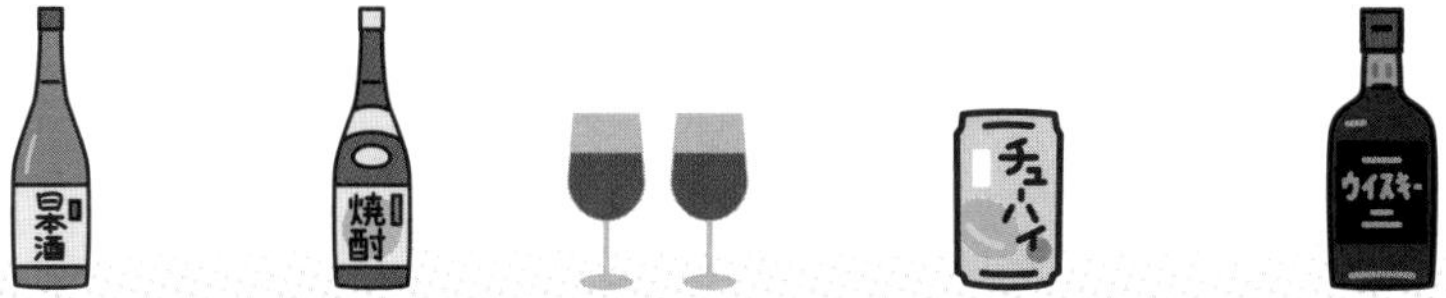

日本酒 160ml（度数15%）	焼酎 100ml（度数25%）	ワイン 200ml（度数12%）	チューハイ 350ml（度数7%）	ウイスキー 60ml（度数40%）

てはめるだけ。厚生労働省の「健康日本21」によると、**「節度ある適度な飲酒量」を1日平均純アルコールで約20g程度と推奨しています。**この量なら肝臓に負担をかけず、むしろお酒が血流を促進したり、善玉コレステロールを増やしたりといったよい作用をもたらします。

とはいえ、純アルコール20gはビールで500ml、日本酒で1合弱、ワインでグラス2杯弱といった具合。晩酌を欠かさない人からしたら、満足できない量だと思います。でも、最初から適量まで減らす必要はありません。**まずは、いつも飲んでいる量を半分に減らしてみましょう。アルコール量を半分にするだけで、脂肪肝は改善します。**脂肪肝がよくなれば代謝が上がって、脂肪が燃焼されやすくなり、自然と痩せていくようになるのです。

飲み終えるのが早ければ早いほど痩せる

お酒を飲んでから寝ると、朝起きたときに「すっきりしない」と感じることがあります。それは、就寝前の飲酒が原因。アルコールはリラックス効果があるため寝つきをよくしますが、実は睡眠の質を悪くする作用もあるのです。

睡眠にはサイクルがあり、レム睡眠（浅い眠り）とノンレム睡眠（深い眠り）を繰り返すことで、朝の覚醒に向けて準備をします。しかし、お酒を飲むとアルコールの分解時に発生するアセトアルデヒドの影響で、ノンレム睡眠は減ってレム睡眠が増加。その結果「中途覚醒」を招き、細切れにしか睡眠をとれなくなるのです。当然、睡眠不足になって体に疲れが残り、日中の活動量が減少。エネルギーを消費できず、脂肪が蓄積していきます。

また、睡眠不足が続くと食欲を抑制するホルモン「レプチン」の分泌が減っていきます。分泌量が減れば食欲を抑えられず、どうしても食べる量が増加。つまり、アルコールで睡眠の質が悪くなると、「疲れて活動量が減る」上に「食べすぎ」も加わって、二重の意味で太ってしまうのです。

痩せるためには、体にアルコールが残っている状態で眠るのは避けたほうが賢明です。個人差はありますが、ワインならグラス1杯分が代謝されるのに最低でも2時間はかかるため、就寝の2時間以上前には飲み終えたいところ。睡眠の質を保つためにも、飲み終えるのが早ければ早いほどよいでしょう。

遅くまでお酒と飲むと睡眠の質が悪くなる！

健全な睡眠パターンとアルコールが残った状態の睡眠パターンの違い

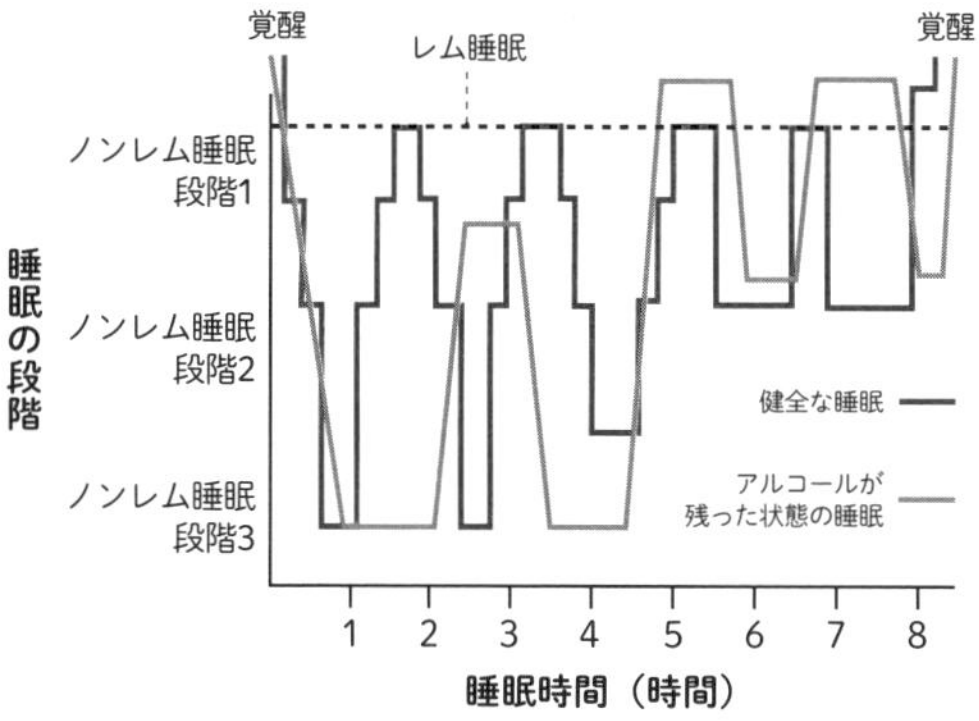

「中途覚醒」を繰り返し睡眠が細切れに

寝る直前までお酒を飲むと、レム睡眠、ノンレム睡眠のバランスが崩れ、中途覚醒を繰り返すことに。そのため眠りが細切れになる。

出典：『SLEEP 最高の脳と身体をつくる睡眠の技術』著者ショーン・スティーブンソン（ダイヤモンド社）をもとに作成、一部改変

睡眠の質が悪くなると太る理由

睡眠時間と血中のレプチン濃度の関係

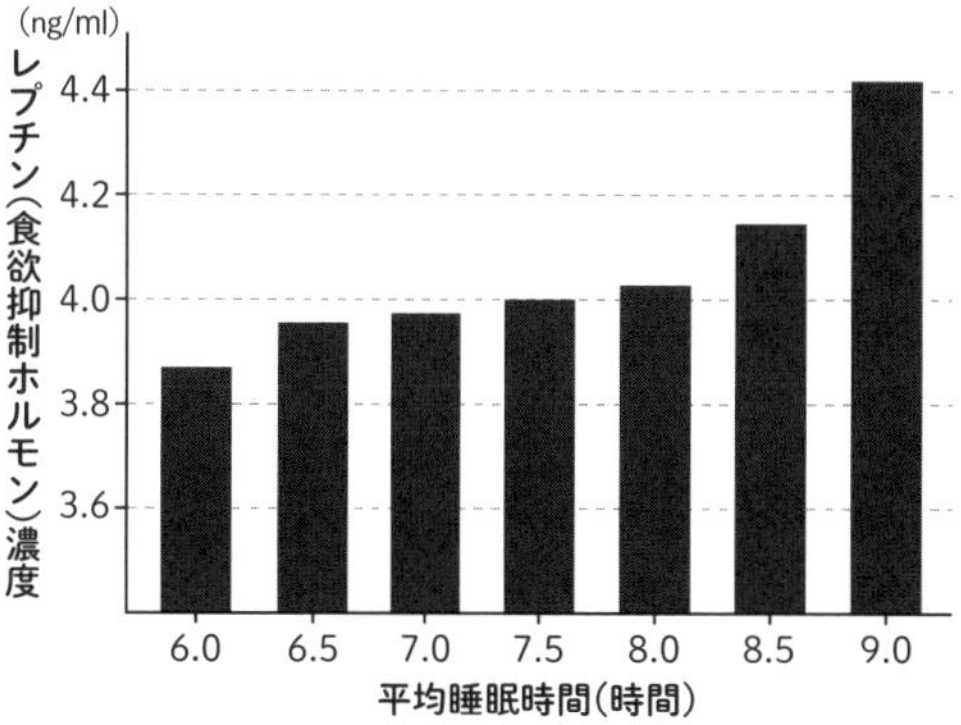

「レプチン」の減少により食欲が抑制できない

睡眠の質が落ちて、睡眠不足の状態になると、食欲を抑制するホルモンであるレプチンの分泌量が減少。結果、食欲を抑えられず過食気味に。

出典：武田薬品工業株式会社ホームページ「肥満と不眠、体内時計の関係」をもとに作成

ダイエットに向いているのは蒸留酒

お酒には「醸造酒」「蒸留酒」「混成酒」の3種類があり、それぞれつくり方が異なります。

醸造酒とは穀物や果物を原料とし、酵母を使ってアルコール発酵させたお酒のこと。原料が米なら日本酒、ブドウならワイン、大麦ならビールになります。製造方法がもっともシンプルで、原料の特徴や様々な成分が生かされたお酒です。

次に蒸留酒ですが、簡単にいうと醸造酒を蒸留したもの。アルコールの沸点は水より低いため、醸造酒を熱するとアルコールが先に気化。その蒸気を冷やし、再び液体に戻してつくります。この蒸留という作業により、蒸留酒は醸造酒と比べてアルコール度数が高くなる特徴があります。

最後に、醸造酒や蒸留酒に糖分をはじめ、香料、果実を加えてできたものが混成酒。カクテルの原料となるカシスやカルーアなどのリキュール、梅酒のほか、缶チューハイやサワーも分類されます。さらに、料理でおなじみのみりんも混成酒です。

これら3種類のお酒の中で、**一番ダイエットに向いているのが「糖質0」の蒸留酒。**水割りや無糖の炭酸水で割るのが太らない飲み方です。醸造酒や混成酒には糖質が含まれているので、ダイエットには不向き。**お酒を飲むときはなるべく醸造酒や混成酒を控え、蒸留酒を選ぶようにしましょう。**ただし、醸造酒でも低糖質のものがあります。例えば、ワインなどは糖質が低めなのでおすすめです。

お酒には大きく3つの種類がある!

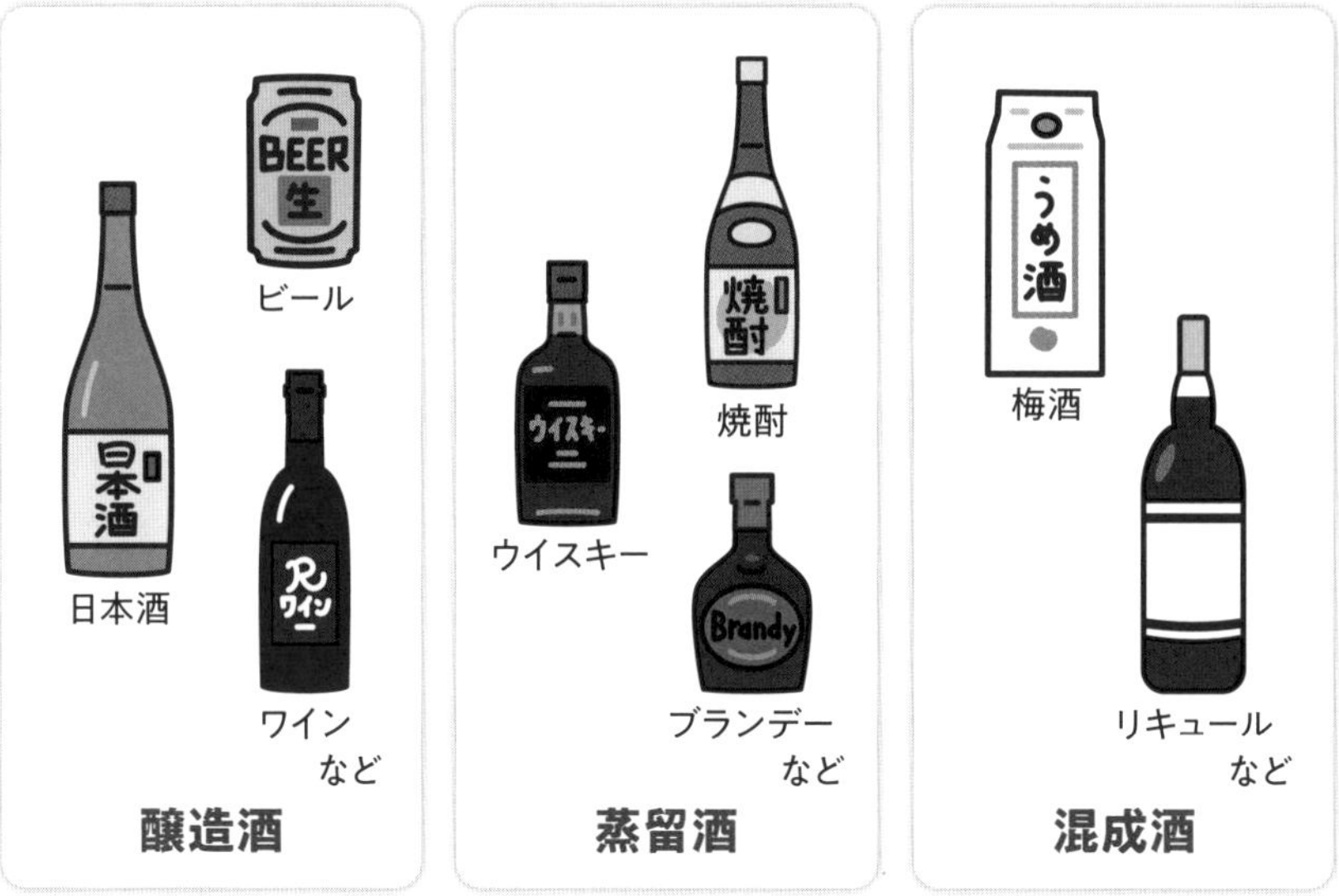

飲むなら蒸留酒を選ぼう!

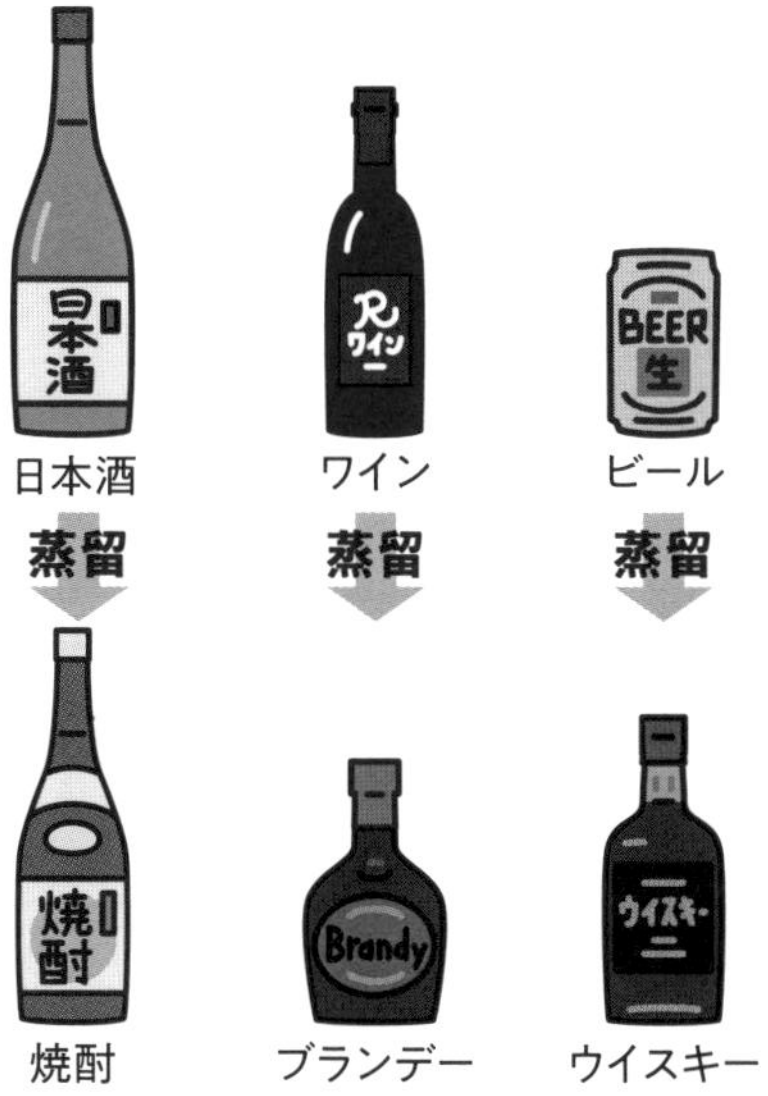

醸造酒を蒸留すると「糖質0」の蒸留酒に

日本酒を蒸留すると焼酎、ワインはブランデー、ビールはウイスキーのようなお酒に。糖質などの不純物がとり除かれるので、蒸留酒はダイエットに最適。

栗原流おすすめのお酒の基準

お酒も種類によっては太らず、健康的に楽しめます。つまり、どんなお酒を選択するかがポイント。そこで、私が考える「よいお酒」「悪いお酒」の基準をいくつか紹介します。

まず、多くの人が飲んでいる缶チューハイ。**値段も安く、果汁やシロップで割ってあるので飲みやすいのが特徴ですが、糖質はかなり高め。**「太りやすいお酒」なのを認識してください。

ビールも糖質が高いので要注意。どうしても飲みたくなったら、「糖質0」のビールを選ぶこと。ちなみに、「糖質○○%オフ」のビールも糖質が多少含まれているので、好みに問題がなければ「糖質0」の商品にするとよいでしょう。

日本酒や梅酒も高糖質なので、毎日飲んでいると脂肪肝になるリスクがアップ。ときどきは蒸留酒をとり入れるのが賢明です。一方、醸造酒でもワインは比較的糖質が低め。特に**赤ワインは、動脈硬化や脳梗塞を防ぐ抗酸化作用のあるポリフェノールが豊富なので、健康にも一役買います。**

また、「糖質0」の蒸留酒でも、**安価なウォッカやジンより、値段が高いウイスキーやブランデーのほうがおすすめ。**糖質の点で値段は関係ないですが、安価なお酒のほうが悪酔いしやすい傾向が。何より、安酒をがぶ飲みするより、高価なお酒をゆっくり味わいつつ嗜むのが理想。そのほうが自然と飲む量も抑えられて、健康的です。

肝臓に負担をかけないお酒を選ぼう

醸造酒なら赤ワインなど、なるべく糖質が低いお酒を選ぶこと。蒸留酒は「糖質0」ですが、大量生産された値段の安いお酒は悪酔いしやすく肝臓にも負担が。ある程度、値段が高いウイスキーやブランデーなどがおすすめ。

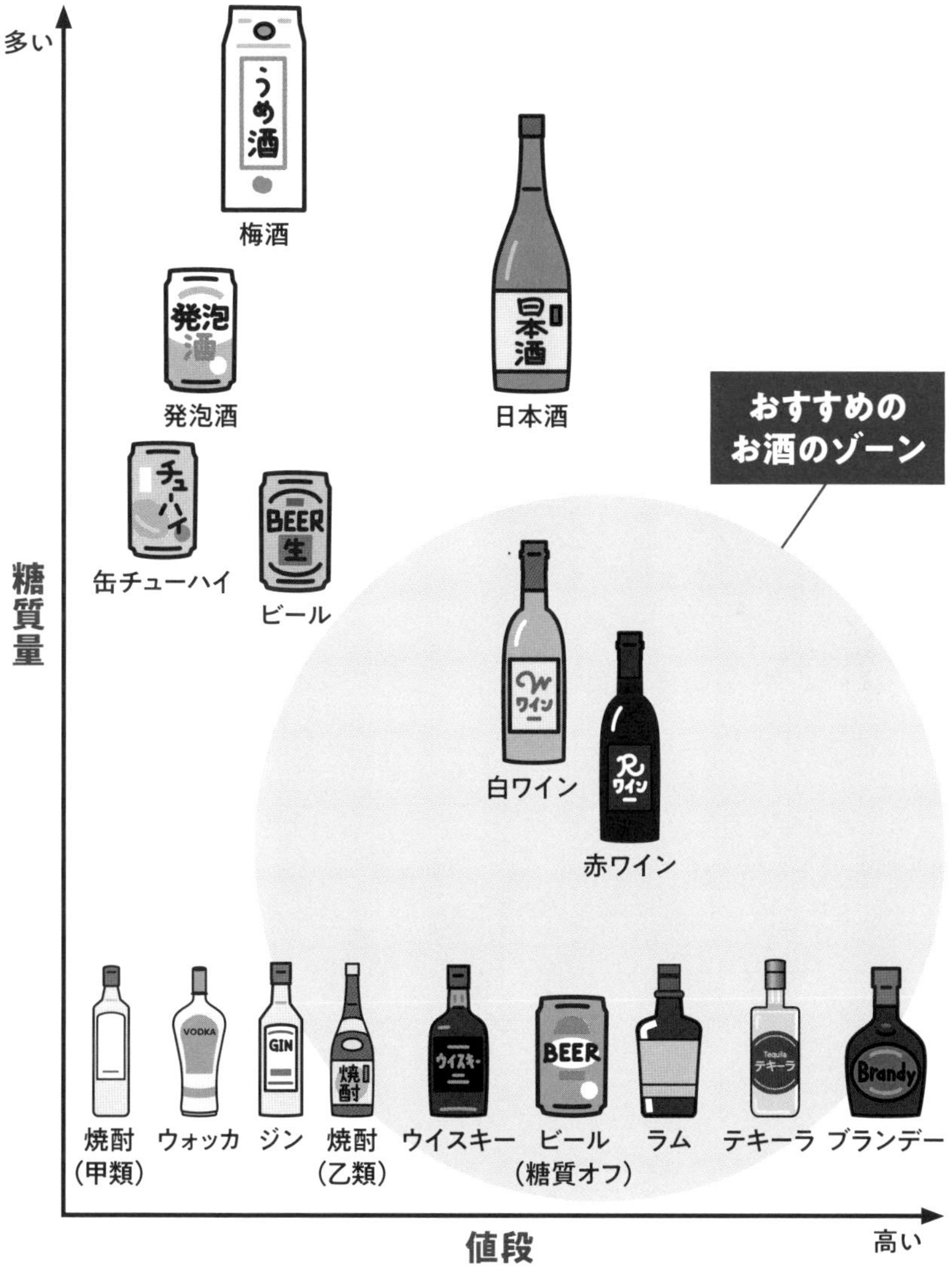

ビールを飲むなら「糖質0」を選ぶ

醸造酒の1つでもあるビールは、糖質の高いお酒です。なぜかというと、ビールの主な原料となるのは大麦で、でんぷんが非常に豊富。でんぷんは炭水化物ですが、炭水化物のうち消化されない食物繊維を除いたものが糖質だからです。

ちなみに、糖質はさらに分子の数が多い多糖類と、分子の数が少ない二糖類、単糖類に分類されます。二糖類と単糖類は「糖類」と呼ばれ、ブドウ糖や果糖、砂糖に含まれるショ糖などがこれに属します。

では、大麦を使ってどのようにビールはつくられるのでしょうか。まず、ビールに

ビールに含まれる糖質は太る原因に

ビールの主な原料

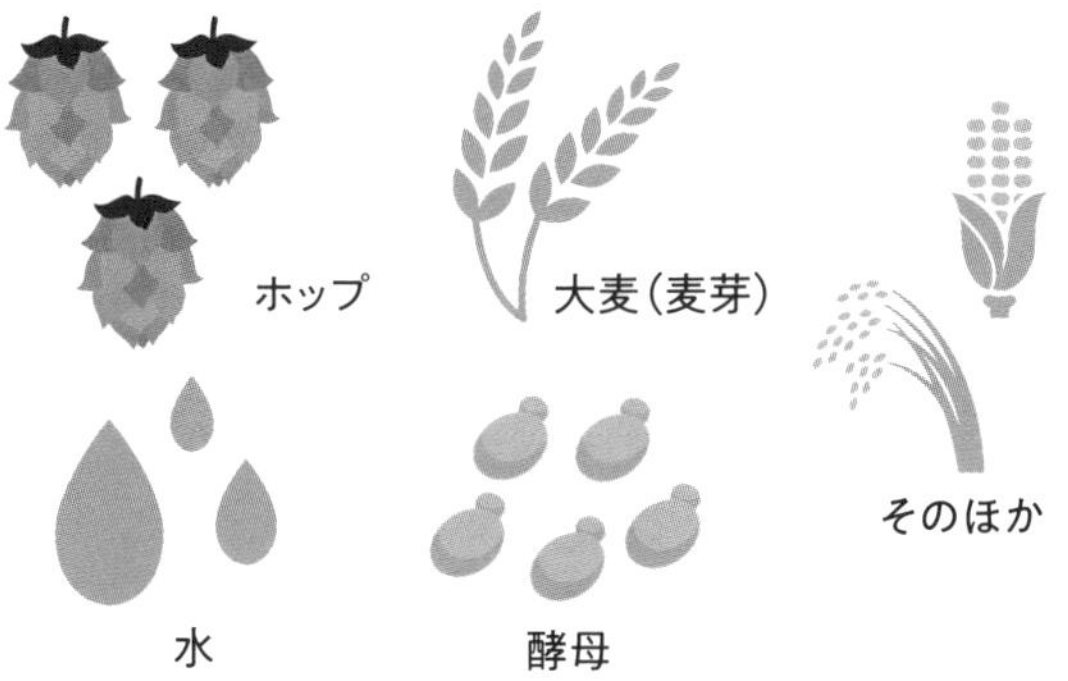

麦芽の酵素の作用ででんぷんが糖に変化

麦芽に含まれる酵素の1つアミラーゼの働きで、麦芽のでんぷんが糖に変わります。これをろ過してホップを加え、酵母によって発酵させると、糖がアルコールと炭酸ガスに分解されビールができ上がります。

ビールを飲むなら「糖質0」を選ぼう！

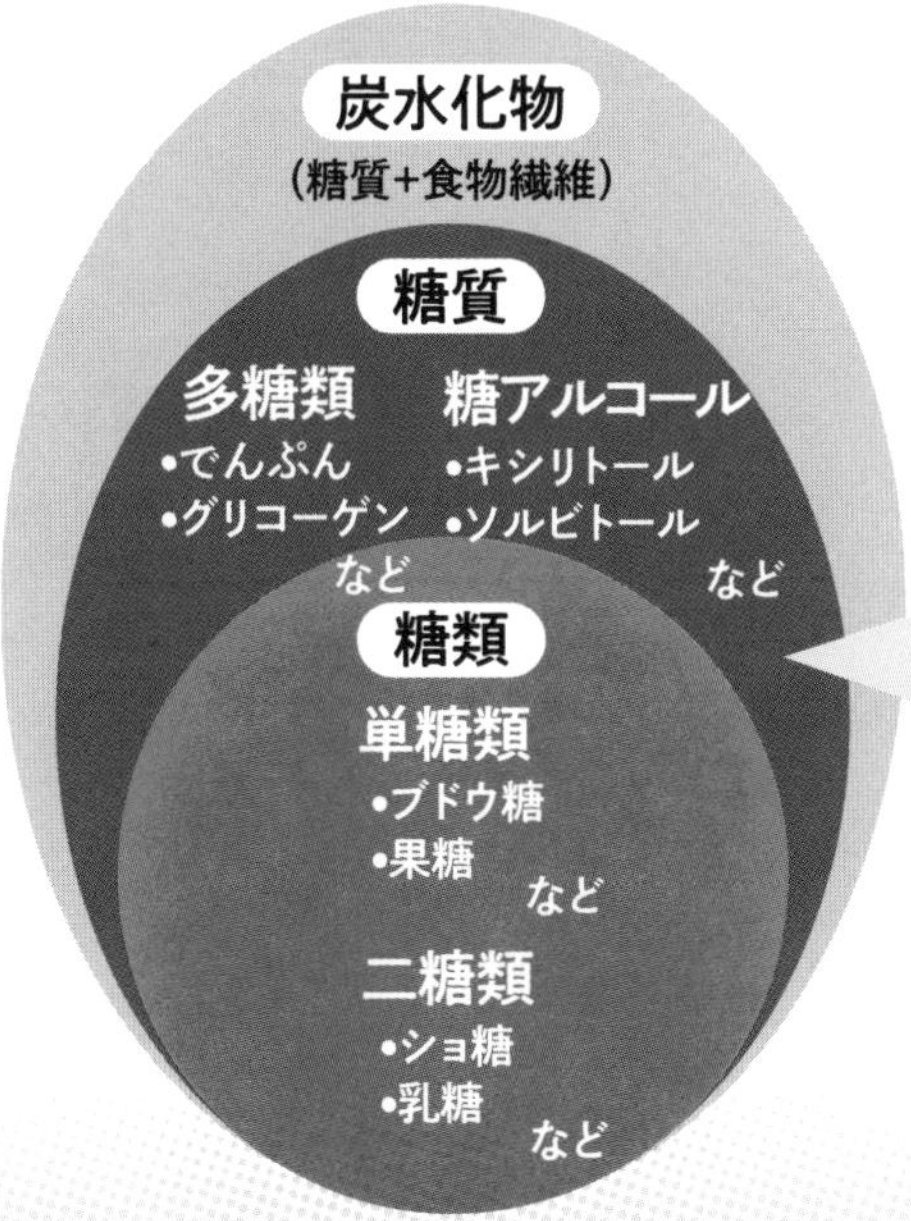

炭水化物から食物繊維を除いたものが糖質

炭水化物は糖質と食物繊維が一緒になったもの。そこから食物繊維を除くと糖質になります。糖質は分子数によって、多糖類、単糖類、二糖類に分類され、単糖類、二糖類の総称が糖類。最も体に吸収されやすく、血糖値が上がりやすいのがこの糖類です。

使う大麦を発芽させて麦芽にします。麦芽にはでんぷんを糖化する酵素があり、細かく砕いて温水と混ぜることで酵素が働き、麦芽中のでんぷんが糖に変わります。この糖を含む麦汁に酵母を加えると、発酵して糖がアルコールと炭酸ガスに分解され、ビールが完成します。その際、全ての糖が分解されずに2～3割残るため、ビールに糖質が含まれてしまうのです。

糖質は肝臓に負担をかけ、太る原因にもなる成分。ビールを飲むなら1日1缶程度にするか、「糖質0」の商品がおすすめです。ただし、糖質がゼロといっても、少量の糖質は含まれています。100mlあたりの糖質が0・5g未満なら、食品表示基準に基づき「0」と表示できるからです。いずれにしても、ビールは糖質量に注意しながら飲む量を制限しましょう。

体にいい焼酎の選び方

焼酎の種類

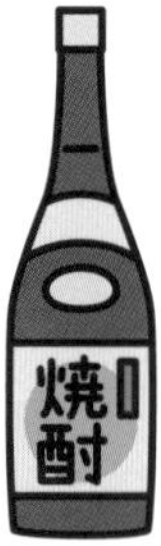

焼酎

芋焼酎・麦焼酎・米焼酎
黒糖焼酎・そば焼酎 など

乙類
（単式蒸留焼酎）

伝統的な製法でつくられるため、原料の風味が味わえる焼酎。主原料となる素材も酒税法で厳しく定められている。

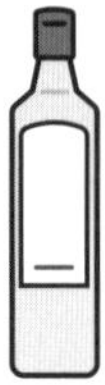

甲類
（連続式蒸留焼酎）

連続式蒸留機を使ってアルコール度数を高め、水で薄めた焼酎。純度が高いので無味無臭。主原料に雑穀が使われる。

焼酎は糖質を含まない蒸留酒のため、太りにくいお酒といえます。ただし、ひと口に焼酎といっても色々。体によいものもあれば、そうでないものもあるので、覚えておくとよいでしょう。

焼酎を大きく分けると、「単式蒸留焼酎（乙類）」と「連続式蒸留焼酎（甲類）」の2種類があります。乙類は昔ながらの単式蒸留機で、丁寧に蒸留してつくることから「本格焼酎」とも呼ばれ、芋や麦の風味がよいのが特徴。一度しか蒸留しないので大量につくれず、比較的値段が高くなります。

一方、甲類は連続式蒸留機で効率的にアル

飲むなら乙類を選ぼう！

乙類（単式蒸留焼酎）の製造方法の一例

仕込み（米、芋、大麦など） ➡ 一次発酵 ➡ 二次発酵 ➡ 蒸留 ➡ 瓶詰め

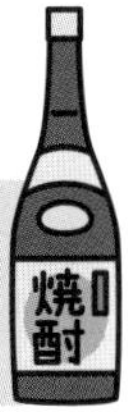

原料を麹と仕込んで一次発酵、さらに二次発酵させ、それを単式蒸留機で一度のみ蒸留してつくる。そのため風味や味わいが豊か。

甲類（連続式蒸留焼酎）の製造方法の一例

仕込み（米、芋、大麦など） ➡ 発酵 ➡ 蒸留（複数回） ➡ 瓶詰め

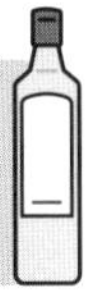

発酵は１回だけで、連続式蒸留機を使ってアルコール度数を高め、大量に生産する。クリアな味で値段が安価なのが特徴。

／乙類の焼酎をじっくり味わって飲もう＼

コールの純度を高めるため、風味や香りは残りませんが、大量生産できるので値段が格段に安くなります。また、乙類と異なり原料に厳しい規制がなく、雑穀などを用いるのがほとんどです。

では、**どちらが体によいかというと、伝統的な製法でつくられる乙類のほう。**その証拠に、**乙類の焼酎には動脈硬化を防ぐ効果が近年の実験でわかってきました。**まだ詳しいメカニズムは解明されていませんが、動脈硬化でできた血栓を溶かし、血液をサラサラにする「ウロキナーゼ」や「t-PA（組織プラスミノーゲン活性化因子）」といった物質の活性を促す作用があるのです。**度数にもよりますが、適量は1日100ml程度。**いくら体によいからと飲みすぎれば悪影響を及ぼすので、適量を守りつつお酒を楽しみましょう。

適量の日本酒にはすごい健康効果が

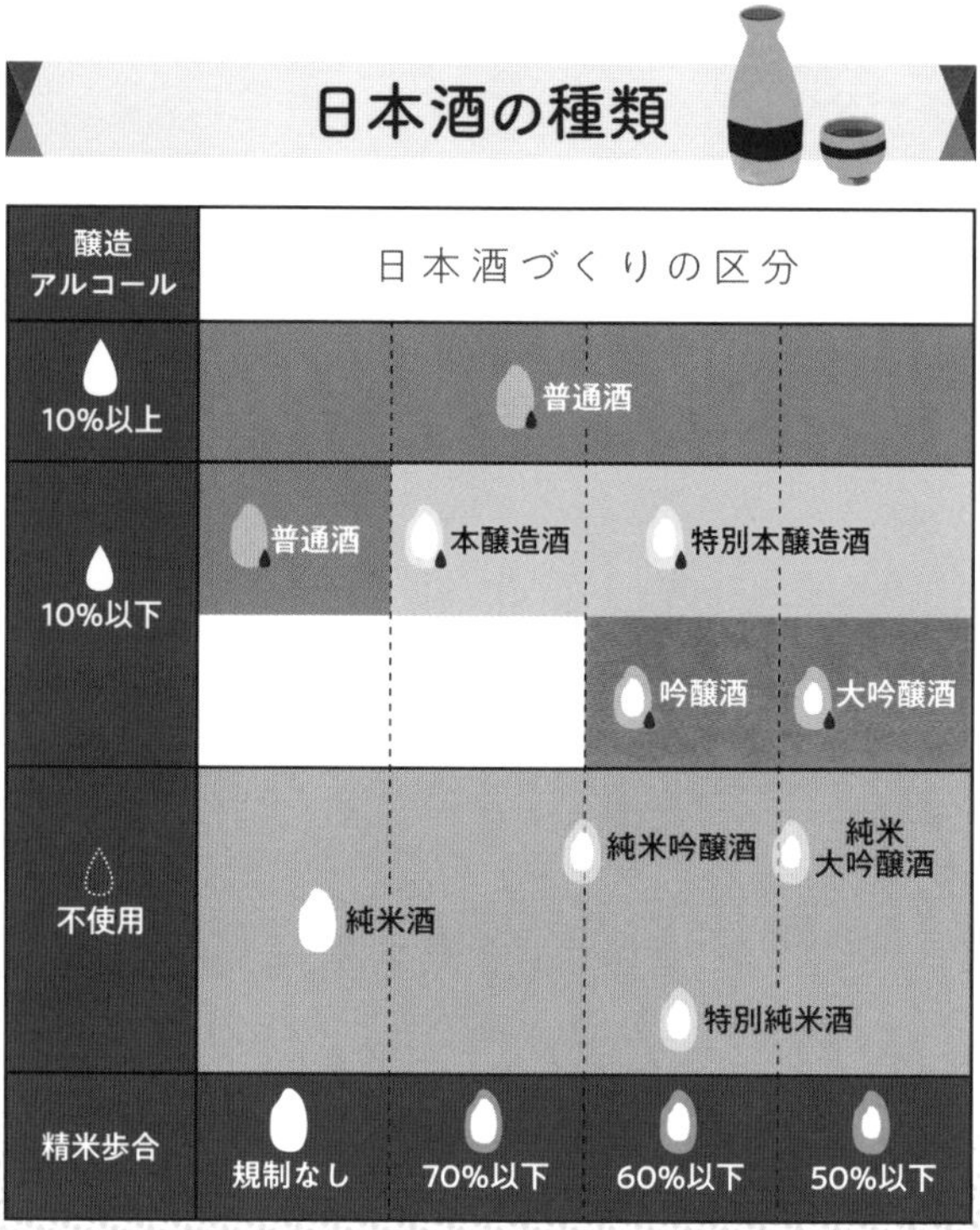

出典：地酒蔵元会ホームページ『「造り」から楽しむ日本酒の種類』をもとに作成、一部改変

日本酒にも種類があり、大きく分けて米と水だけでつくられる「純米酒」と、醸造アルコールが添加された「本醸造酒」の2つ。さらに、お米をどのくらい磨いたかという「精米歩合」で、「大吟醸」「吟醸」のグレードが変わってきます。それぞれが独特な味わいを持ち、個性豊かなのが日本酒の醍醐味。例えば、純米酒なら米本来の味と香り、吟醸酒ならすっきりとした淡麗な味わいが楽しめます。

いずれにしても、日本酒は醸造酒なので蒸留酒に比べると糖質が高め。**とはいえ、様々な栄養素が含まれており、健康効果に**

日本酒に含まれるアミノ酸が基礎代謝を高める！

ロイシン
必須アミノ酸。筋肉の強化や修復をするなど、筋肉における重要な役割を果たす。肝機能の向上も促す。

バリン
必須アミノ酸。筋肉の強化のほか、疲労回復効果も。成長を促す作用もあり、不足すると食欲が低下。

イソロイシン
必須アミノ酸。筋肉の強化、疲労回復、肝機能の向上のほか、集中力を高める作用もあるといわれる。

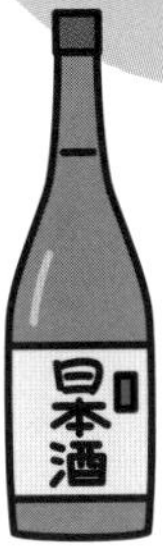

アラニン
非必須アミノ酸。肝機能を強化し、アルコールの分解を促進する。運動時のエネルギー源のグルコースを生成。

スレオニン
必須アミノ酸。肝臓に脂肪が蓄積するのを抑制。コラーゲンの合成に使われるため、美肌効果もある。

筋肉増強やアルコール代謝にアミノ酸が効く

日本酒に含まれるアミノ酸には、特に筋肉を強化する働きが。筋肉のエネルギー源にもなるので、不足すると基礎代謝が低下します。また、アラニンなどはアルコール代謝をよくする効果も。

期待できるお酒でもあります。なかでも注目すべきはアミノ酸です。

　人間の体にとって、欠かせない栄養素の1つであるたんぱく質。そのたんぱく質を構成しているのは、20種類のアミノ酸です。ただ、アミノ酸には体の中で合成できない必須アミノ酸が9種類あり、食べ物から摂取しなければなりません。そこで、日本酒の出番です。**筋肉を強化して、基礎代謝を高めてくれる重要な成分のロイシン、バリン、イソロイシンなどの必須アミノ酸が豊富で**、アラニンといった肝機能の働きを助ける非必須アミノ酸も、日本酒にはたくさん含まれているのです。

　総合的なアミノ酸含有量は、日本酒100mlにつき200～500mg。飲みすぎは禁物ですが、アミノ酸摂取のために1日1合程度なら嗜むのもよいでしょう。

痩せる＆健康効果が期待できるワインの選び方

ワインは選び方によって、太るどころか、痩せる効果まで期待できるお酒です。その理由は、赤ワインに豊富なポリフェノールにあります。

ワインには、ご存じの通り赤ワインと白ワインがあり、それぞれで製造方法が異なります。白ワインはブドウの皮や種をとり除き、絞った果汁だけを発酵させます。一方、赤ワインはブドウの皮も種もついたまま、丸ごと発酵させてつくるのです。**ポリフェノールは皮にたくさん含まれているので、皮ごと使った赤ワインのほうがポリフェノールの量も断然多くなります。**

ワインには大きく2種類ある

赤ワインの製造方法の一例

黒ブドウを破砕 ➡ 発酵 ➡ 圧搾 ➡ 貯蔵 ➡ 瓶詰め

赤ワインは黒ブドウを皮や種ごと破砕して発酵させるため皮の色素で赤くなり、種からはタンニンの渋みが出る。

白ワインの製造方法の一例

白ブドウを破砕 ➡ 発酵 ➡ 圧搾 ➡ 貯蔵 ➡ 瓶詰め

白ワインには主に白ブドウが使われ、皮や種を除いた果汁のみを発酵させる。そのためすっきりした味わいに。

／選ぶなら白ワインより赤ワイン＼

痩せ効果が高いのは熟成させた赤ワイン

熟成期間によって効果が変わる!

新酒
約2カ月でできたワイン。
熟成は不十分。

→

重合※を
繰り返すことによって
ワインの味や
香りが抜ける
「ワインが閉じる」時期。
※ポリフェノールの分子同士が
結合すること。

→

熟成ワイン
重合が落ちついて
「ワインが開く」時期。
痩せ効果が高くなるのは
8～10年寝かせたもの。

痩せ効果が期待できるポリフェノール

エラグ酸

ブドウの果皮に含まれる。肝臓のコレステロールを胆汁酸に分解するのを助けたり、中性脂肪の増加を抑制。

タンニン

ブドウの種に含まれる渋味成分。抗酸化作用や老化防止効果が期待できるほか、脂肪を分解する働きがある。

レスベラトロール

ブドウの果皮に含まれる強い抗酸化作用がある成分。内臓脂肪の蓄積を抑制する効果もあるとされる。

では、このポリフェノールにはどのような効果があるのでしょうか。ポリフェノールは、ほとんどの植物が持つ苦味や色素の成分で、植物が環境から身を守るために備わっているもの。強い抗酸化作用があり、酸化による血管の老化を防いでくれるなど、生活習慣病全般を予防してくれます。さらに、**赤ワインに含まれるポリフェノールの「エラグ酸」「タンニン」「レスベラトロール」などには、脂肪の吸収や蓄積を抑制する効果がある**のもわかってきました。つまり、赤ワインを飲むことで、健康効果と痩せ効果を同時に得られるのです。

また赤ワインでも、8～10年寝かせて熟成させたほうが、ポリフェノールの効果も高くなります。すなわち、飲むなら熟成した赤ワインを選ぶのがベスト。1日の適量は、ワイングラス2杯程度です。

痩せたいならNG！飲んだらヤバいお酒

焼酎や日本酒、ワインも、適量を守って飲む分には問題ないお酒ですが、絶対に避けたほうがよいお酒もあります。その1つが、アルコール度数の高い缶チューハイです。

現在、販売されている缶チューハイは、アルコール度数が9％以上と、高いものが多く出回っています。果汁や糖類、炭酸、香料などが添加されているので口あたりがよく、ごくごく飲めてしまうでしょう。**しかし、アルコールに換算すると実は相当な量。500ml缶を1缶飲んだだけで、ウイスキーのロックを4杯も飲んだことになるのです。**さらに、糖類などの添加物はもちろんですが、果汁にも注意が必要。果汁には単糖類の一種「果糖」（P.54参照）がたっぷりと含まれています。糖が体に吸収されるスピードは分子の数が少ないほど速いので、最小単位である単糖類に属す果糖の吸収スピードは最速。**よって、アルコールと糖質のダブルで肝臓へ負担がかかり、飲み続ければ知らず知らずのうちに脂肪肝を誘発してしまいます。**

もう1つが、原材料のわからないお酒。先に述べた甲類の焼酎のように、連続式蒸留機で大量生産された安いお酒です。なぜかというと、**値段の安いお酒は余計な添加物や、コスト削減による不純物を含んでいる可能性があるから。**味わいが不自然だったり、不純物がアルコールの分解を遅らせたりと、悪酔いを引き起こしかねません。

アルコール度数9%以上の缶チューハイがヤバい！

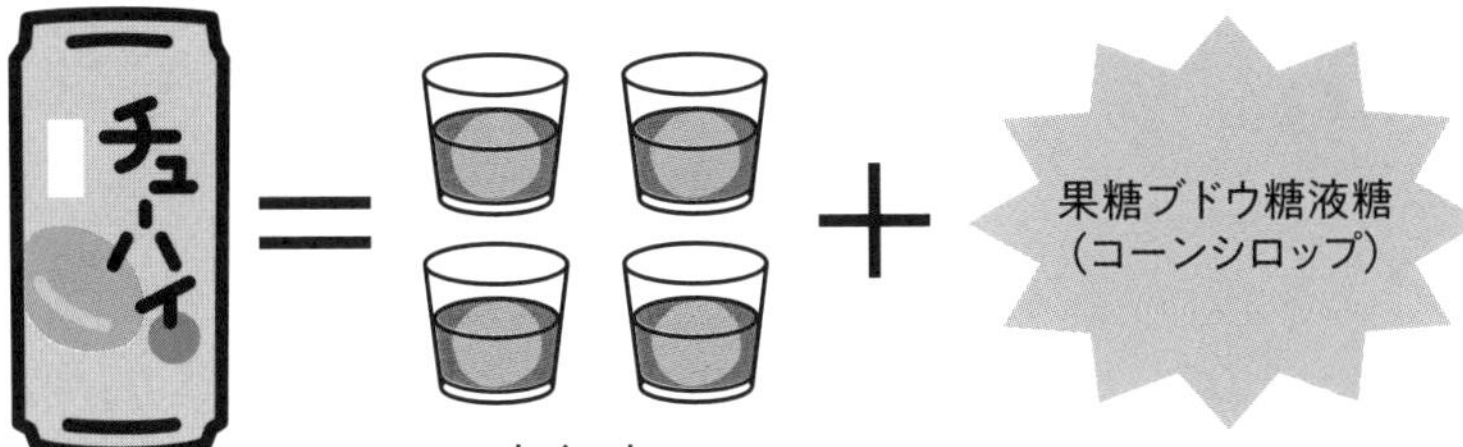

アルコールだけでなく糖質も高い

アルコール度数９％以上の缶チューハイには、ウイスキーのロック４杯分相当のアルコールが含まれているので注意。果糖ブドウ糖液糖などの甘味料も添加されているので高糖質で太りやすいお酒。

無味無臭のお酒がヤバい！

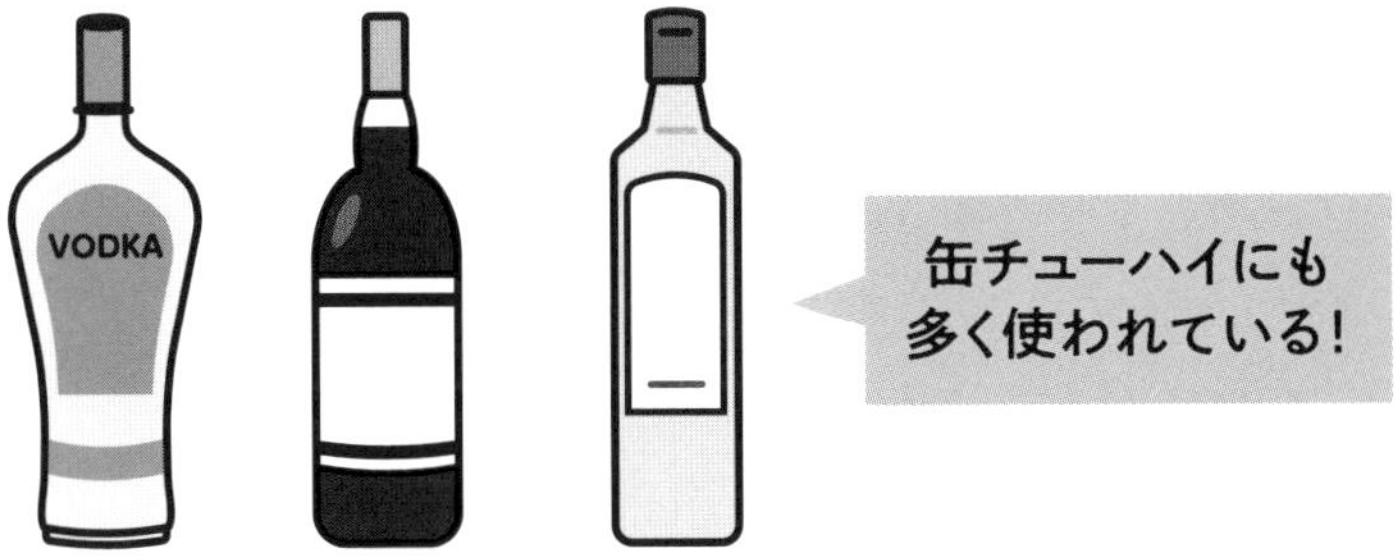

気がつかないうちに飲みすぎる

値段が安いウォッカや焼酎などは連続式蒸留機で大量生産された純度の高いアルコール。無味無臭のため無意識に飲みすぎてしまう傾向が。原材料も特定できず、いわゆる雑穀が使用されることが多い。

アルコール度数が高いお酒は最後に飲む

お酒は、アルコール度数が低いほど吸収されるスピードが遅くなり、逆に高いほど速まります。アルコールの吸収が速いと、肝臓はフル稼働を余儀なくされて大きな負担に。例えば、飲み始めにアルコール度数40%のウイスキーをロックで飲むと、空腹も重なって余計に吸収が速まり肝臓によくありません。それを避けるためにも、**お酒はアルコール度数の低いものから飲むようにしましょう。**アルコール度数5%程度のお酒でまず喉を潤せば、肝臓への負担を減らすことができます。

ただし、度数が高いお酒でも、水や無糖の炭酸水などで割ればOK。例えば、ウイスキーを炭酸水で割るハイボールは、アルコール度数が大体7~9%。居酒屋で提供されるジョッキのものだと、もっと薄いので5%程度でしょうか。これならビールと同じくらいなので、飲み始めに最適です。

また、**温度が高いお酒も吸収スピードが速まるので要注意。**寒い日は日本酒の熱燗を飲みたくなりますが、最初は冷たいもので我慢を。ほろ酔い程度で、日本酒へ移行するのがおすすめです。

アルコール度数の低いお酒からスタートしておけば、強いお酒を飲む頃にはお腹も満たされており、酔いも回っているので、一気飲みする心配もありません。とはいえ、酔うとアルコールの強さも感じなくなる危険性もあります。あらかじめ、「強いお酒は飲みすぎない」などと決めておきましょう。

度数の低いお酒から飲んで肝臓の負担を減らす!

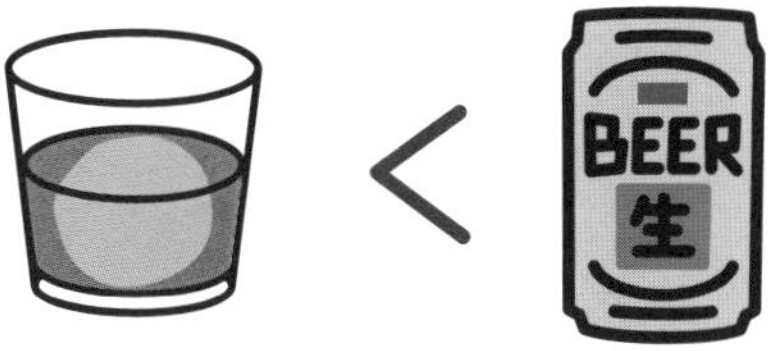

アルコール度数5%程度のビールなら、最初から飲んでも肝臓に大きな負担はかからない。

ウイスキーのロックよりはビールから先に飲む!

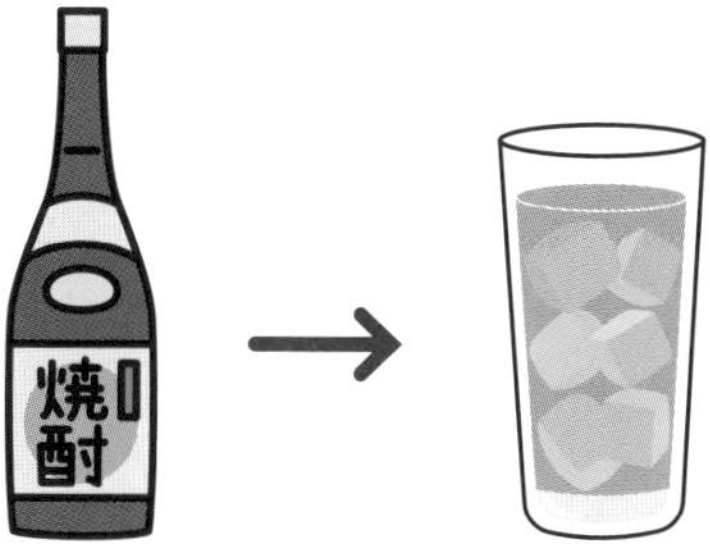

焼酎も水で3〜4倍に薄めれば、ビールと同程度のアルコール度数に。

強いお酒も水で割ればOK!

脂肪燃焼緑茶ハイと満腹ハイボールがおすすめ!

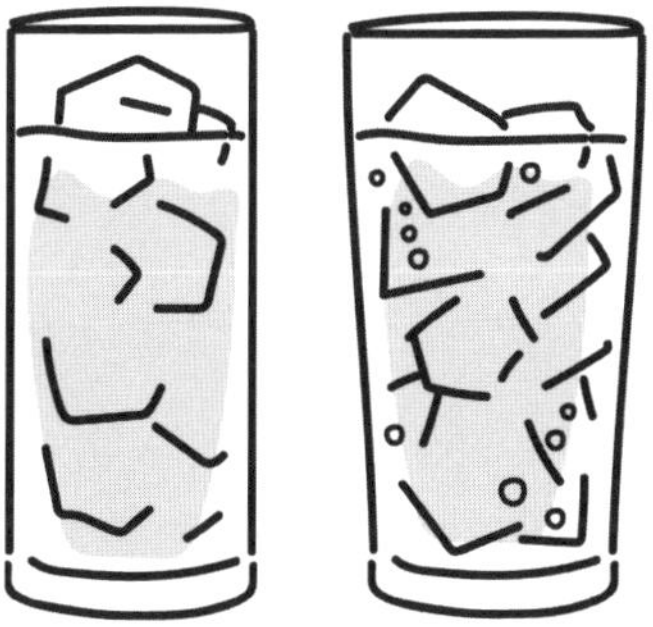

濃さを調節できるから飲みすぎない

P74-77でつくり方を紹介している「脂肪燃焼緑茶ハイ」と「満腹ハイボール」は、自分で割ってお酒の量を調整できるからおすすめ。最初は焼酎やウイスキーの量を少なめにするのがコツ。

肝臓の負担を減らす水の飲み方

水を飲むことで肝臓の負担を減らせる

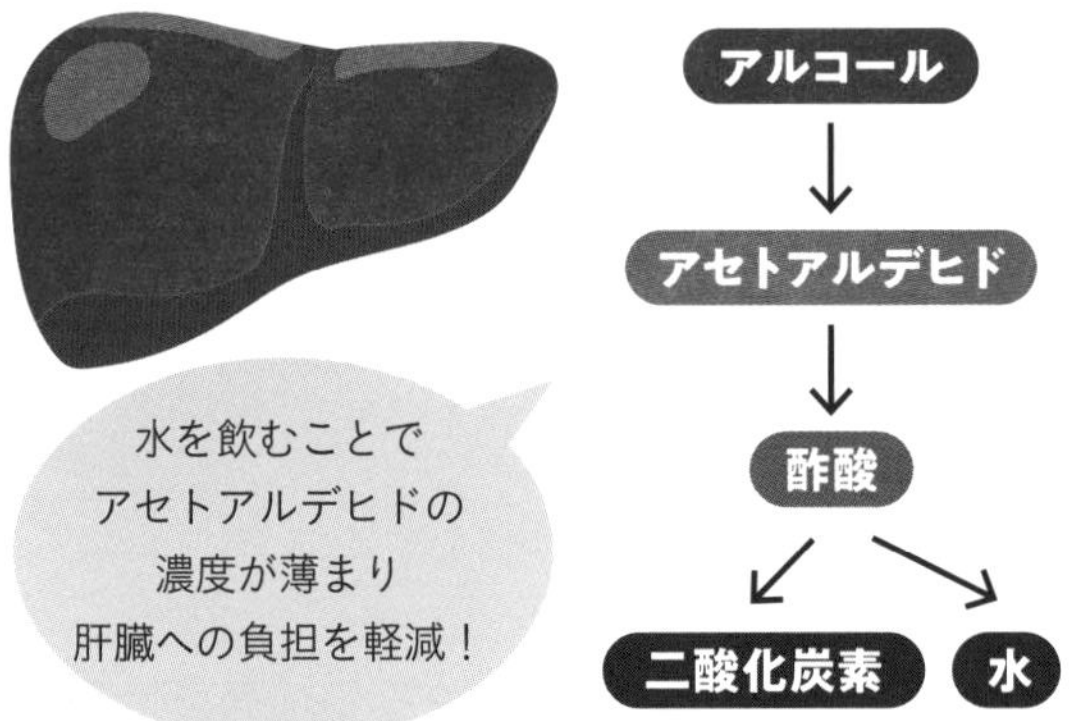

尿の色で脱水状態かがわかる

お酒を飲むと尿の量が増え、だんだんと尿の色も濃くなってきます。濃くなり始めたら脱水になりかけているサイン。ひどくなると、最後には尿量も減っていきます。尿の色が薄くなれば、水分が足りている証拠です。

お酒を飲んでいると、何度もトイレに行きたくなります。これは、アルコールが尿の量をコントロールする抗利尿ホルモンの分泌を抑制し、水分を必要以上に排出するから。そのためトイレが近くなり、悪くなると脱水状態に陥ります。脱水状態の見分け方として、尿の色が濃くなれば脱水になりかけているサインです。

体が脱水状態になると、肝臓にも悪影響を及ぼします。アルコールは肝臓で有毒物質のアセトアルデヒドに一度分解されますが（P.28参照）、**脱水状態だとこの有毒物質の濃度が高まり、肝臓に過度な負担がか**

飲んでいるお酒と同量の水を飲もう

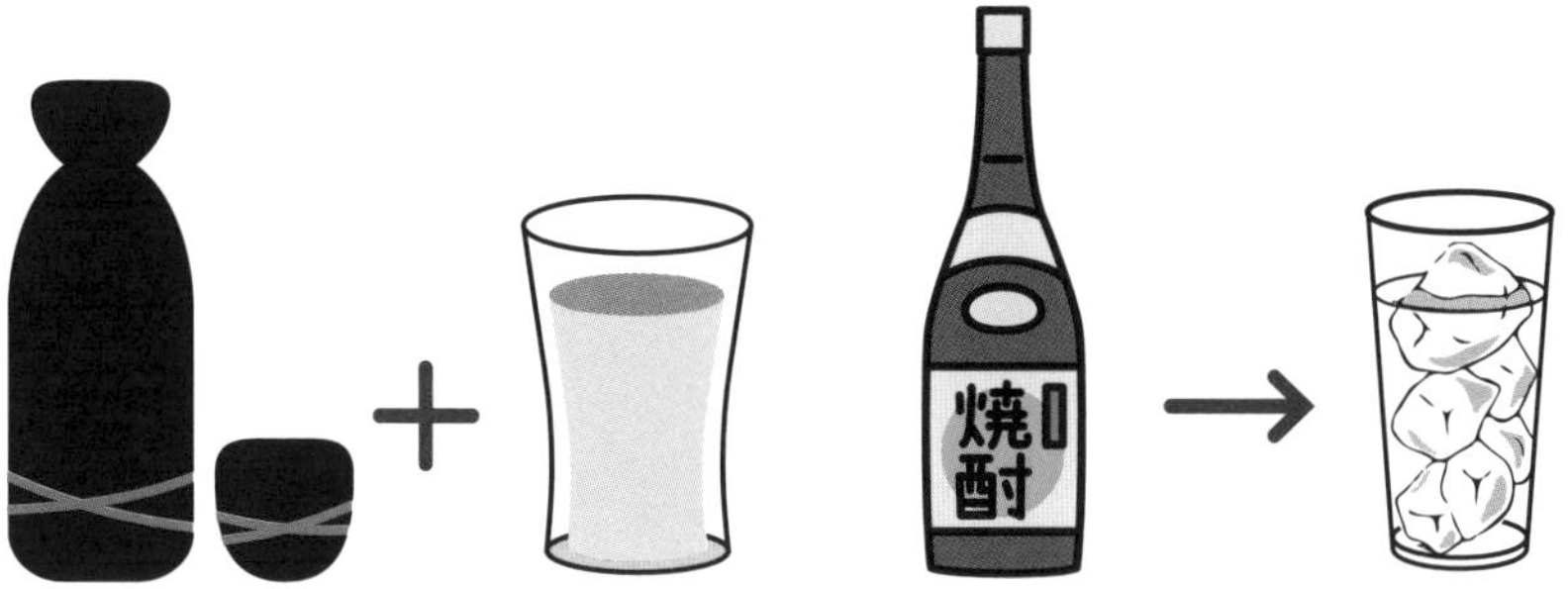

日本酒1合なら
180mlの水

焼酎を2倍の
水割りで飲む

味覚をリセット

水で口の中を洗い流すことで味覚がリセット。お酒の風味や香りがはっきりわかるように。

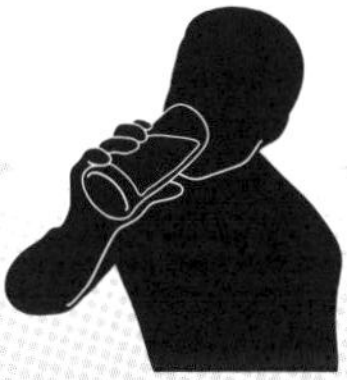

飲みすぎを防止

水分で胃が満たされ、飲みすぎを防止。合間に水を飲むことで飲酒スピードもゆっくりに。

かります。加えて、アセトアルデヒドは頭痛や吐き気などの二日酔いを引き起こす原因物質。濃度が高まることで、二日酔いにもなりやすくなるのです。

そこでおすすめなのが、**お酒と一緒に水を飲むことです。飲む量は、お酒と同量くらいを目安にしてください。**例えば、日本酒1合では１８０mlの水を飲みます。焼酎なら2倍の水割りにすると、同時に水分補給もできるでしょう。

ウイスキーのチェイサーのように、**お酒と交互に飲むようにするのもポイント。**体の水分を補ってくれるだけでなく、口の中を洗い流すことで味覚がリセットされ、お酒をよりおいしく味わえます。また、水でお腹も満たされ、飲みすぎを防ぐ効果も。水を飲むだけで肝臓への負担が減り、快適にお酒が楽しめます。

少量のお酒でも満足できるコツ

適量ならお酒はよい気晴らしになりますが、飲みすぎは肝臓に負担をかけて太る原因にも。

とはいえ、お酒好きな人にとって酒量を減らすのは、なかなか簡単なことではありません。無理なく減らすには工夫が必要。でも、ちょっとした工夫さえあれば、お酒の量は意外と楽に減らせるし、満足感も減らす前と変わらずに得られるでしょう。

そこで、まず試してもらいたいのが、お酒に氷をたっぷり入れて飲む方法。グラスいっぱいに氷が入っていると量も多く見えて、実際よりたくさん飲んでいる気持ちになれます。**ロックグラスに大きな丸い氷を入れるのも1つの方法。**氷が少しずつとけるのを待ちながら、いつもより少し高価なお酒を味わえば、満足感が高まること間違いなし。贅沢な気分は飲むペースを遅くするので、短時間で大量にがぶ飲みする心配もなくなります。基本、アルコール度数の高いお酒はスローペースで飲むものなので、ペースを抑えられるメリットもあります。

また、ビールなどはジョッキで飲むより、**小さなグラスに注いで飲むほうがベター。ひと口の量が格段に少なくなり、結果的に飲む量を減らせるでしょう。**おつまみを食べながら飲んだり、誰かと会話しながら飲んだりするのも、飲みすぎ防止に効果的。チェイサーとして水を飲むこともおすすめですが、水で物足りない人は、飲み始めにまずノンアルコール飲料を飲むという手もあります。

グラスにたっぷり氷を入れる

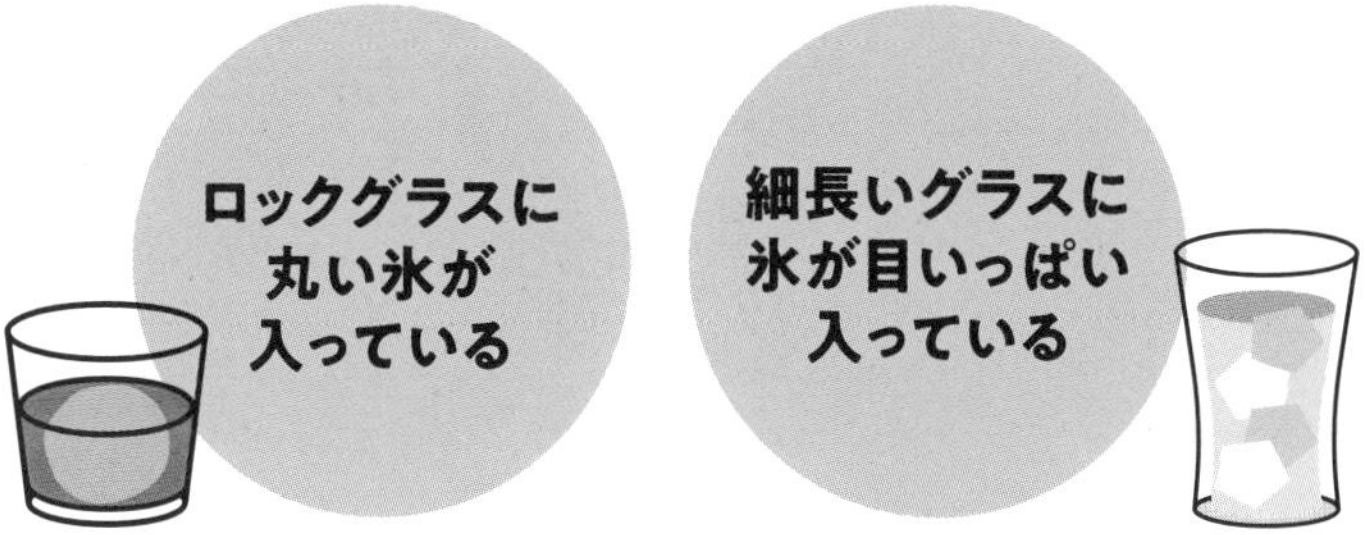

見た目はたっぷり、実際は少量

グラスにたくさんの氷が入っていると、実際より量が多く見えます。氷をとかしながらゆっくり飲めば、少ない量でも十分な満足感が。実際の量よりも、見た目や気分でお酒の満足度はアップします。

ちょっとした工夫でお酒の量は減らせる！

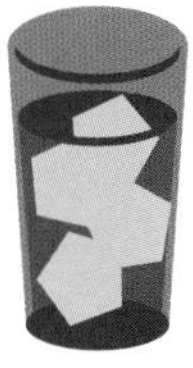

小さい
グラスで飲む

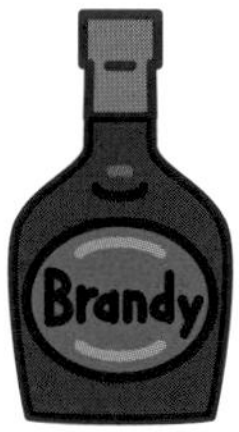

いつもより
高いお酒を飲む

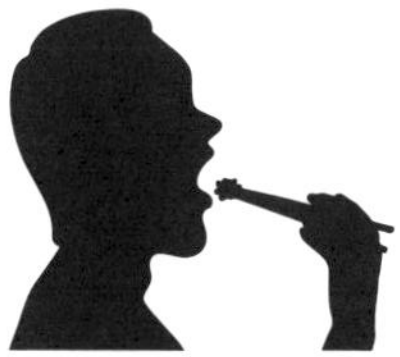

おつまみを
食べながら飲む

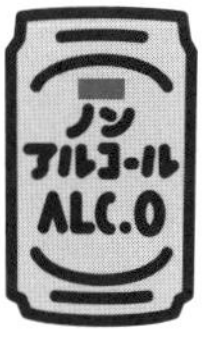

ノンアルコール
飲料を先に飲む

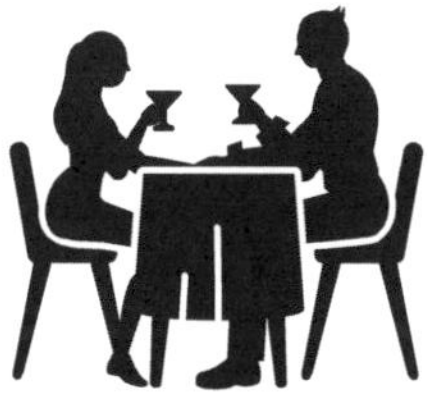

会話を
しながら飲む

など

の名医が開発！
酒のつくり方

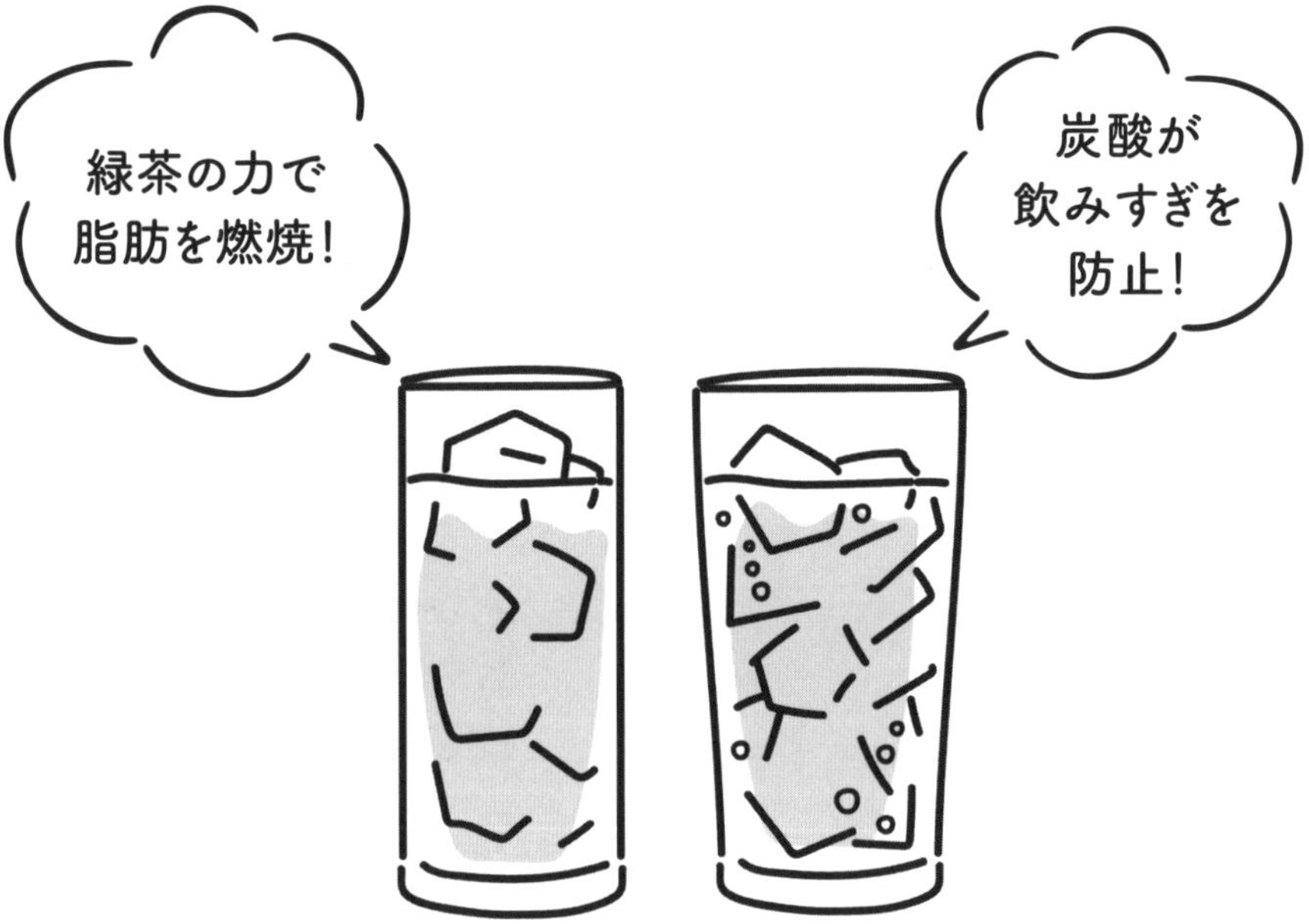

「脂肪燃焼緑茶ハイ」や「満腹ハイボール」など、飲んでも太らず健康でいられるお酒のレシピをご紹介します。自分でつくればアルコール量も調節できて、飲みすぎの心配なし。どれも簡単につくれるので試してみましょう。

PART

3

内臓脂肪
痩せるお

「痩せるお酒」は自宅で簡単につくれる！

少し工夫するだけで飲んでも痩せられる！

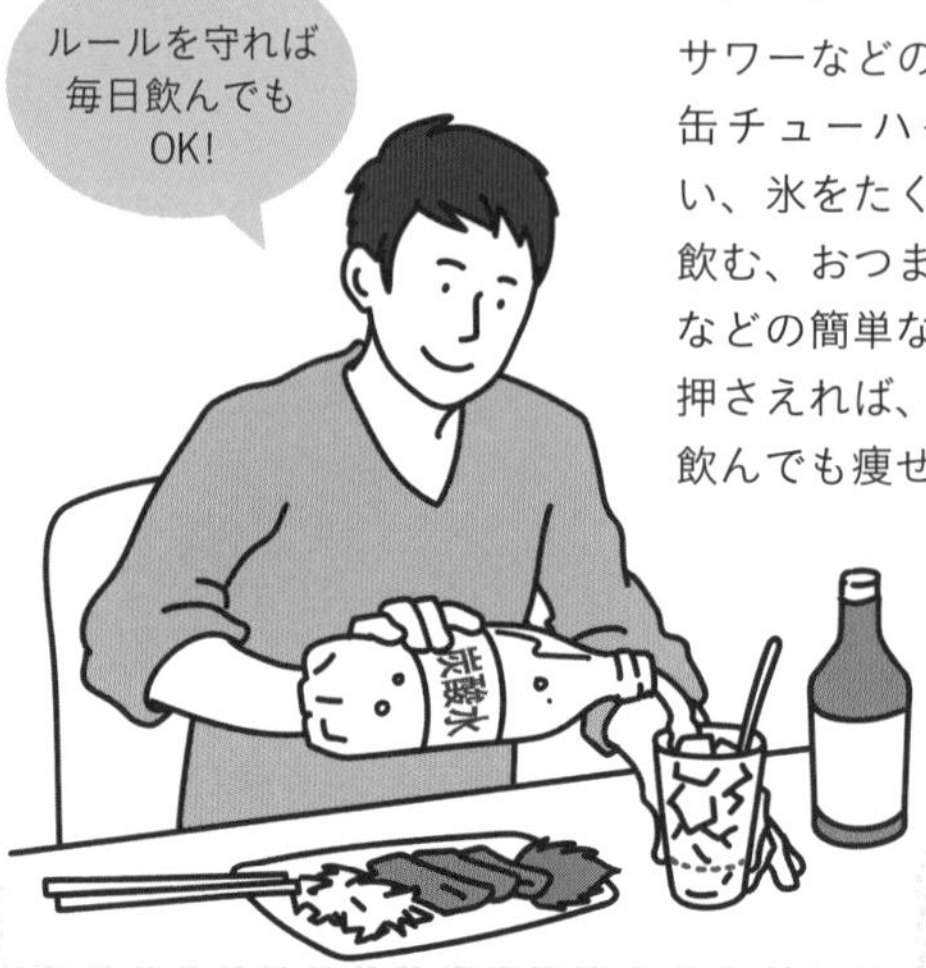

甘いお酒は避けて食べながら飲む

サワーなどの甘いお酒、缶チューハイは飲まない、氷をたくさん入れて飲む、おつまみと一緒になどの簡単なポイントを押さえれば、お酒を毎日飲んでも痩せられます。

適量であれば、毎日お酒を飲んでも太りません。ただし、押さえるべきポイントがいくつかあります。

まず1つ目が、**「甘いお酒を避ける」**こと。甘いお酒とは、果汁系のサワーやリキュール、梅酒などで、糖質が多く含まれているもの。糖質が血糖値を上げ、それを下げようと過剰に分泌されるインスリンが脂肪をつくるので気をつけましょう。

2つ目は、**「缶チューハイをなるべく飲まない」**こと。缶のお酒には口あたりをよくするために色々なものが添加され、糖質が多かったり、意外とアルコール度数も高かっ

ポイントは自分でつくること!

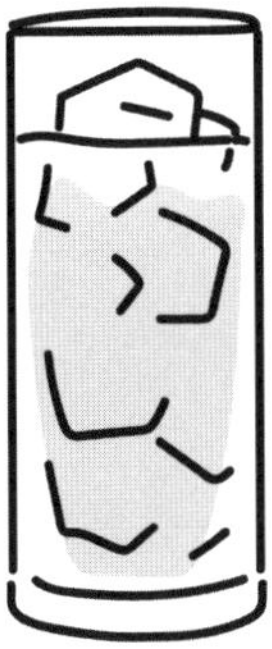

「脂肪燃焼緑茶ハイ」
のつくり方→P.74へ

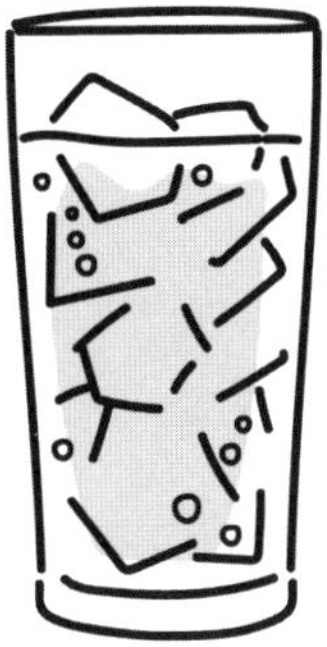

「満腹ハイボール」
のつくり方 →P.76へ

自分でつくればアルコールの量を調整することができる!

一番大切なのは、1杯ずつ自分でつくること。缶のお酒や居酒屋で飲むお酒と違い、自分で割ってつくればアルコール量を調節できます。おすすめレシピは「脂肪燃焼緑茶ハイ」と「満腹ハイボール」。

たりします。自分でお酒をつくり、アルコール量や糖質量を調節するのが一番です。

3つ目は、**「氷をたっぷり入れる」こと。**氷があれば1回に注ぐ量がグッと減り、視覚的にも満足感を得られます。

4つ目は、**「おつまみを食べながら飲む」こと。**低糖質かつ、たんぱく質が豊富なおつまみを食べながら飲めば、飲むペースがゆっくりになり、お腹も満たされるので、お酒の量が自然と抑えられます。

以上が、太らず健康的にお酒を飲むポイントです。**ここで最も大事なのは、自分でお酒をつくること。低糖質なもので割り、アルコール度数もうまく調節しましょう。**おすすめは、私が考案する「脂肪燃焼緑茶ハイ」と「満腹ハイボール」。つくり方はとても簡単。次のページからレシピを紹介するので、ぜひ試してみてください。

「脂肪燃焼緑茶ハイ」

濃い緑茶の茶カテキンが脂肪を燃焼！

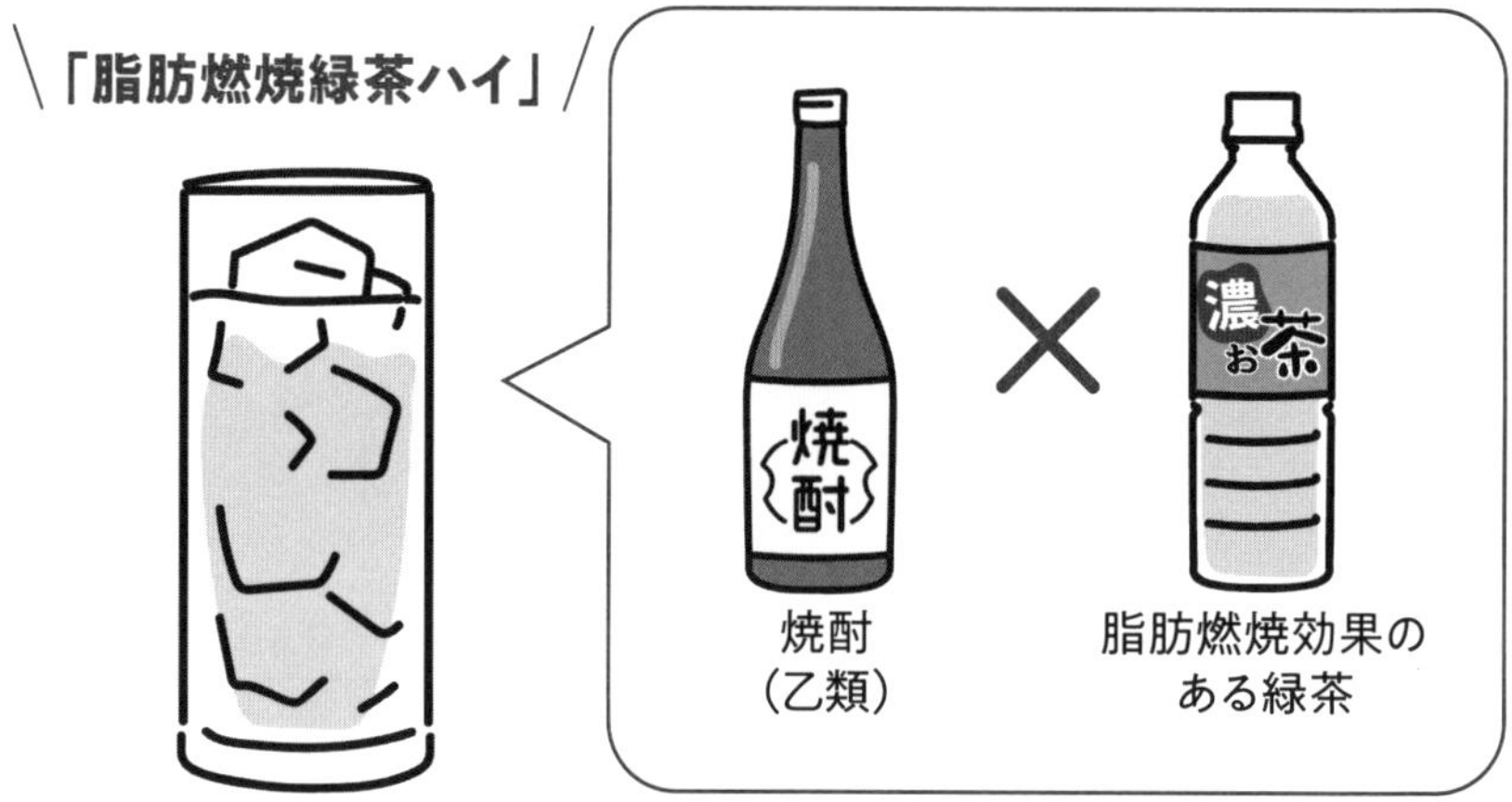

緑茶に含まれているポリフェノールの一種「茶カテキン」には、脂肪燃焼効果があります。高濃度の茶カテキンを継続的に摂取すると、筋肉や肝臓の脂肪代謝が活発になるという研究結果も。

そんな緑茶パワーを生かしたレシピが、「脂肪燃焼緑茶ハイ」。焼酎も緑茶も糖質が含まれていないので、完全に「糖質０」のお酒です。緑茶はペットボトルでもＯＫですが、茶葉から急須でいれると、より多くの茶カテキンを抽出できます。

この**緑茶ハイは、１杯目に飲むのがポイント。茶カテキンには糖の吸収を緩やかにする効果があるので、先に緑茶を摂取すれば血糖値の急上昇を抑制できます。**甘くないので食事に合わせやすいのも魅力。ただし、緑茶にはカフェインが含まれているので、１日２杯までが適量です。

緑茶の効果で痩せる！

「脂肪燃焼緑茶ハイ」のつくり方

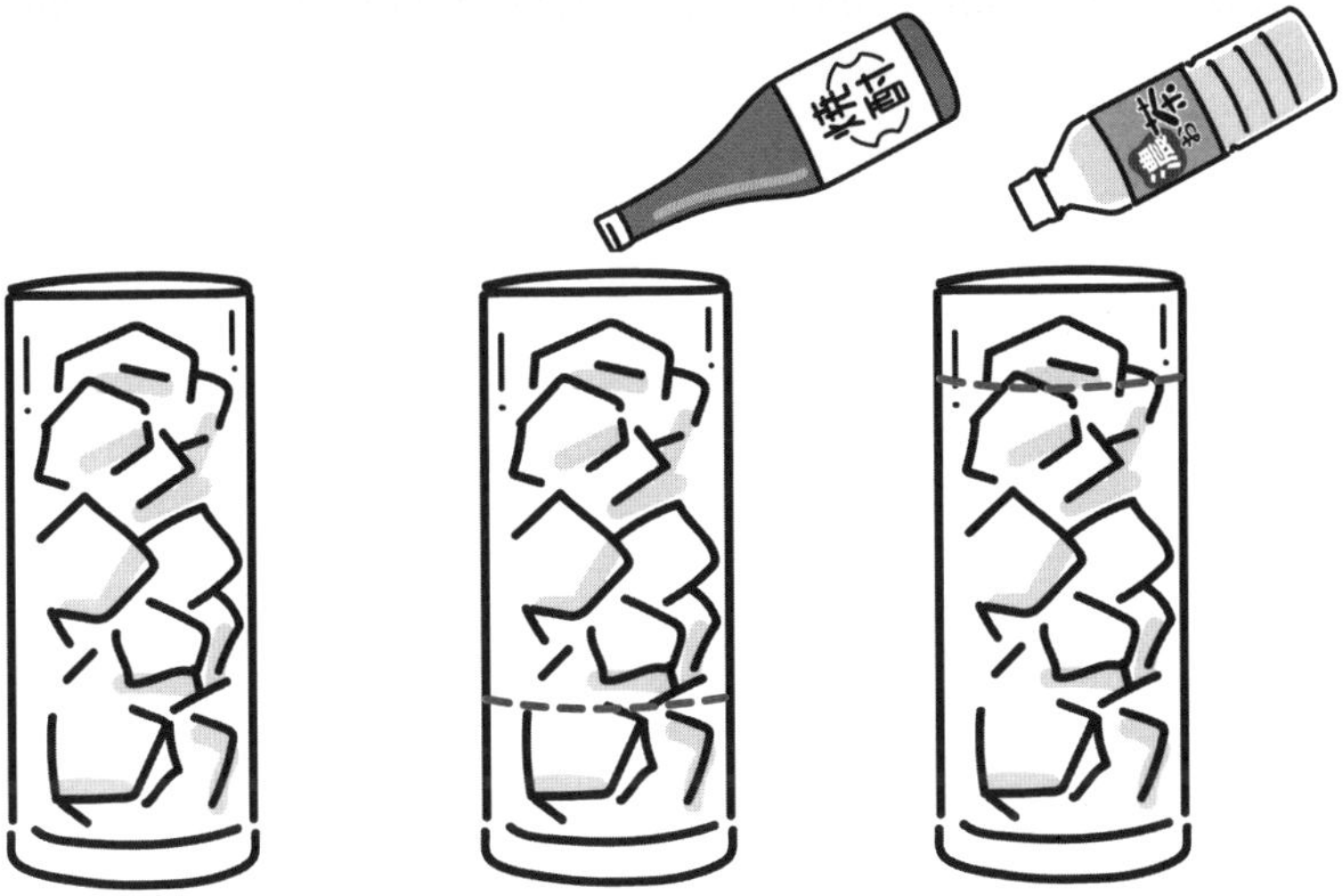

①グラスに氷をたっぷり入れる

②焼酎を注ぐ
※目安は全量の5分の2

③濃い緑茶をたっぷり注いで軽くかき混ぜる

「脂肪燃焼緑茶ハイ」の効果を高めるポイント

飲むタイミングは最初の1杯目！

緑茶に含まれる茶カテキンには糖の吸収を緩やかにし、血糖値の急激な上昇を防ぐ効果が。そのため、最初の1杯目に飲んでおくと血糖値が上がりにくくなります。

緑茶はペットボトルでもOK！ 急須でいれると効果アップ

使うのは市販のペットボトルの「濃い」と書かれた緑茶でもかまいません。ただし、茶葉から急須でいれた緑茶のほうが、より多くの茶カテキンを含んでいるので効果的です。

せる！「満腹ハイボール」

炭酸の効果で飲みすぎを防ぐ！

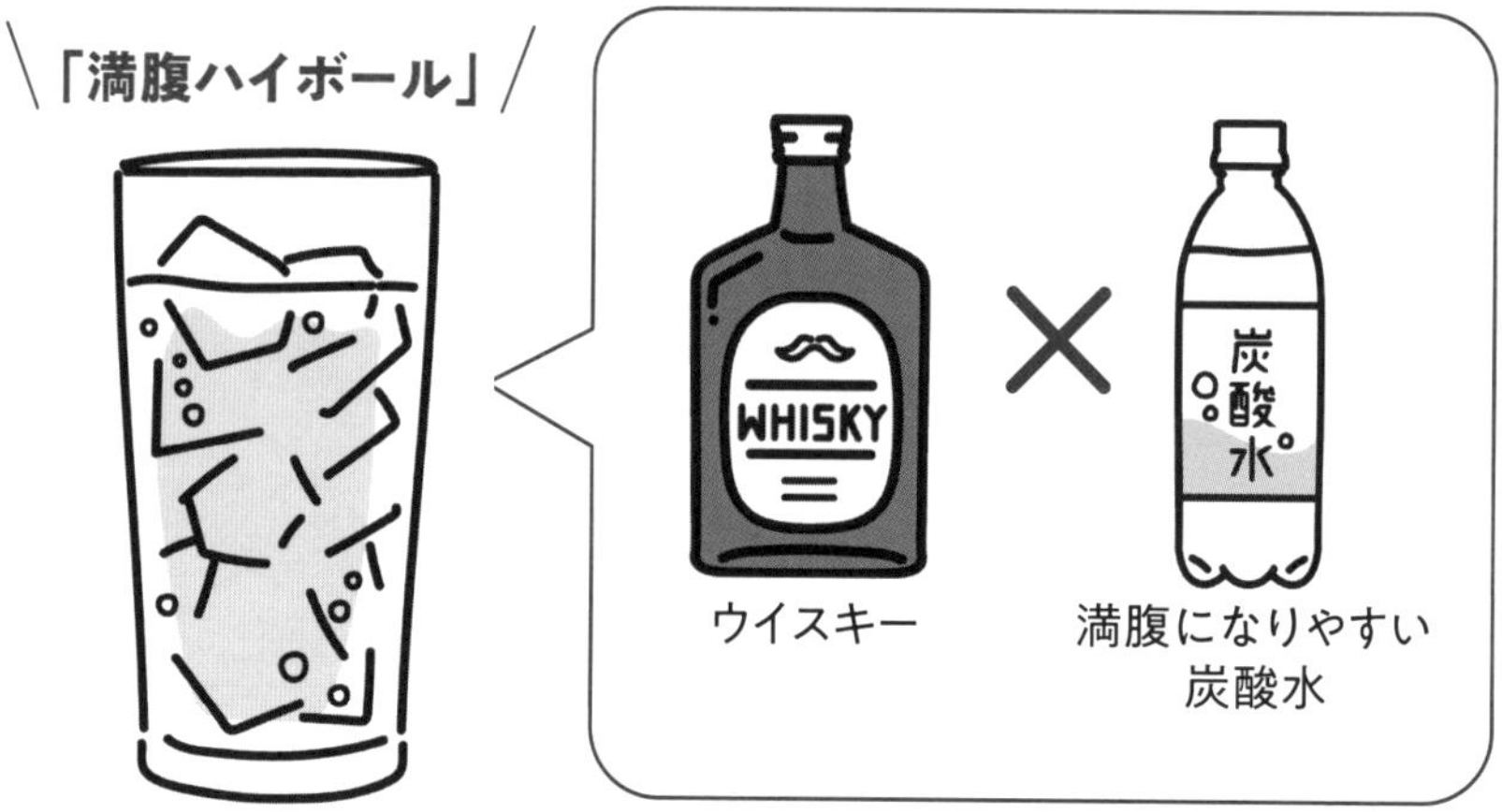

もう1つのおすすめレシピが、「満腹ハイボール」です。ハイボールといえば、ご存じの通りウイスキーを炭酸水で割ったカクテルの一種。ただ、**満腹ハイボールは、ウイスキーの量をいつもの半分程度の量に減らしているのがポイント。**こうしておけば、自動的にアルコールの摂取量が半分になるため、普段と同じだけの杯数を我慢せずに楽しめます。おすすめは、ほかのお酒を飲んだ後に飲むこと。ある程度酔いが回っていれば、薄いと感じずに飲むことができます。

また、**炭酸はガスによってお腹が膨れやすいのも特徴。**炭酸の効果と合わせて、**糖質の少ないおつまみを食べながらお酒を飲むことで、飲みすぎる前に満足感が得られます。**結果として、飲酒量も抑えられるでしょう。

自然にお酒の量が減ら

「満腹ハイボール」のつくり方

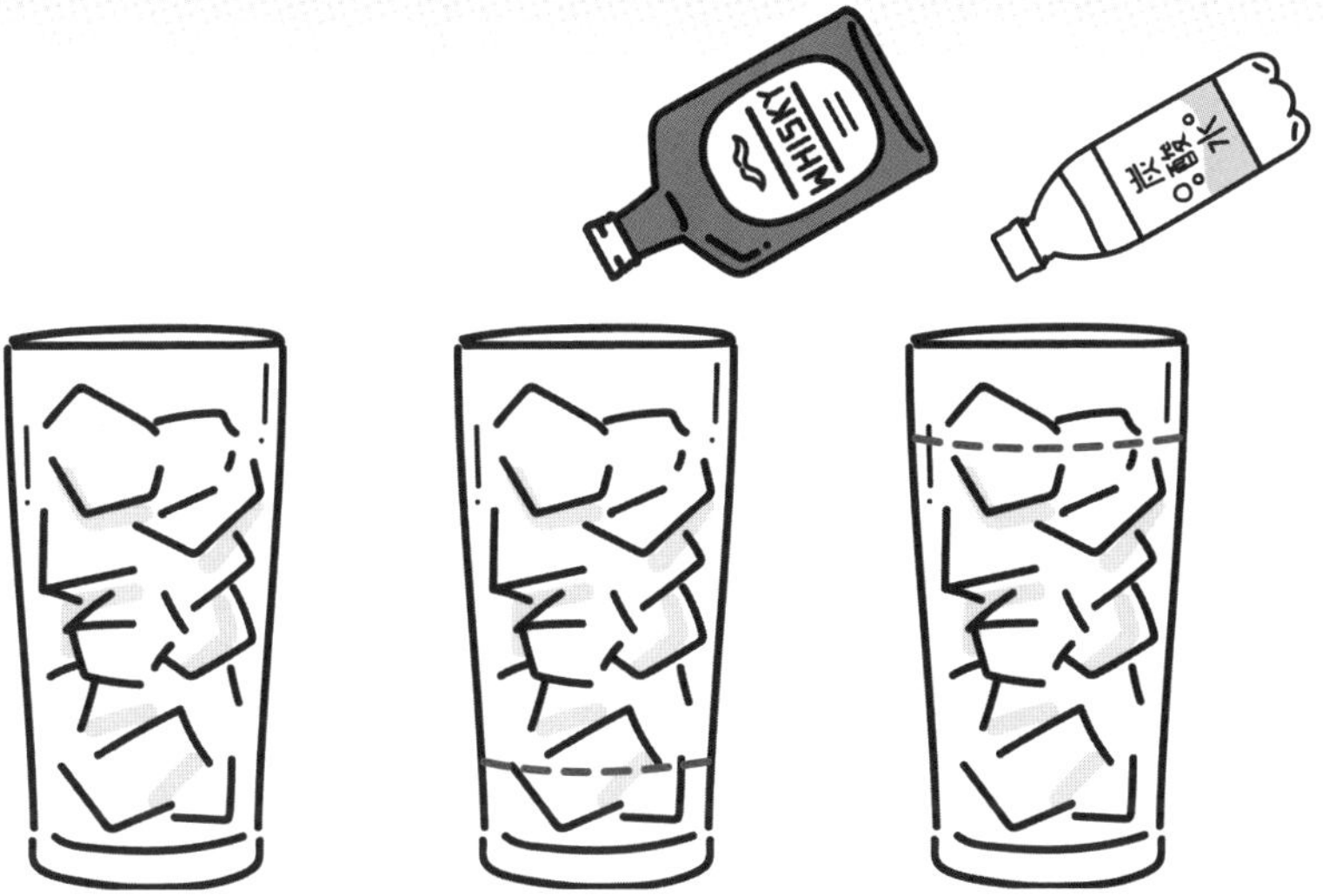

①グラスに
氷をたっぷり
入れる

②ウイスキーを注ぐ
※目安は全量の５分の１

③炭酸水を
たっぷり注いで
軽く混ぜる

「満腹ハイボール」のメリット

飲む杯数は減らさなくてOK!

いつもと同じくらい飲んでも、摂取したアルコール量はこれまでの半分なので飲む杯数を減らす必要はありません。さらに、炭酸の効果で飲みすぎる前に満腹に。

炭酸の効果で満足感も高い

血管拡張や血流改善の効果がある炭酸で割ると、アルコールが早く脳に達して酔いやすくなる傾向に。少量のアルコールでも、結果的に満足感を得られます。

スパイスを使うことで痩せ効果が高まる！

身近なスパイスに効果あり！

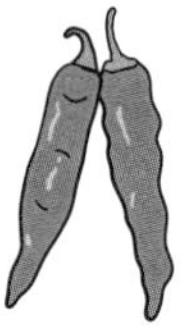

唐辛子
辛み成分のカプサイシンが代謝を上げて、脂肪燃焼を促進。

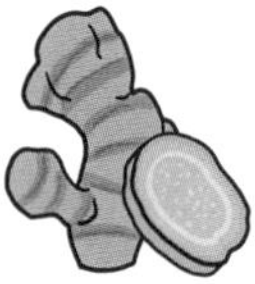

しょうが
血行を促進して代謝を上げるほか、脂肪を分解する働きも。

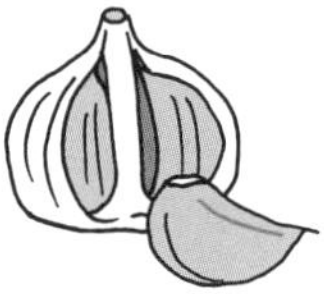

にんにく
アリシンという成分が糖代謝を助け、脂肪の蓄積を抑制。

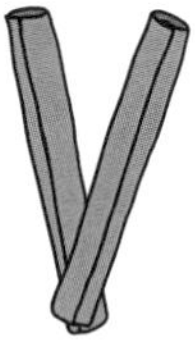

シナモン
血行を促進するほか、血糖値の急上昇を抑える効果も。

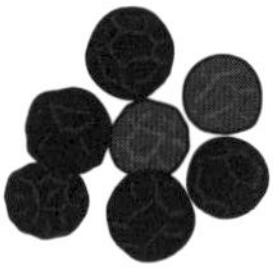

こしょう
ピペリンという成分が毛細血管を拡張し、血流をアップ。

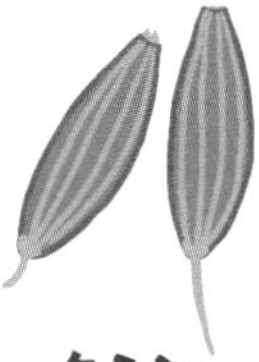

クミン
香り成分リモネンが血行を促進。食欲を抑える効果も。

唐辛子やしょうが、こしょうをはじめとするスパイスには、脂肪燃焼効果をはじめとする数々の効能があります。そんなスパイスを、お酒に混ぜたり、おつまみなどにとり入れれば、手軽においしく痩せ効果を得ることができます。

身近にあるスパイスで効果的なのが、唐辛子、しょうが、にんにく、シナモン、こしょう、クミンの6つ。特に、唐辛子としょうがは脂肪燃焼効果が高いとされますが、それは辛み成分によるもの。**唐辛子には「カプサイシン」**、生のしょうがには「ジンゲ**ロール」**が含まれており、味覚を通して交

おつまみにかけるのもおすすめ！

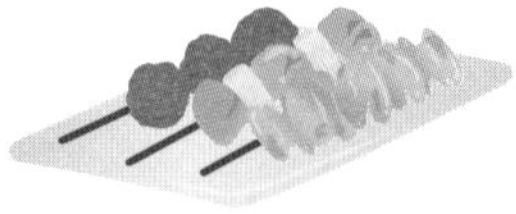
焼き鳥

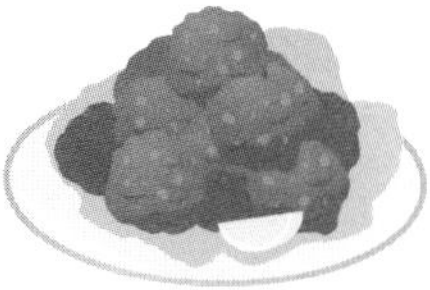
からあげ

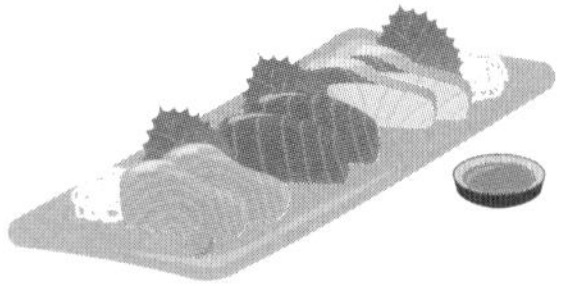
刺身

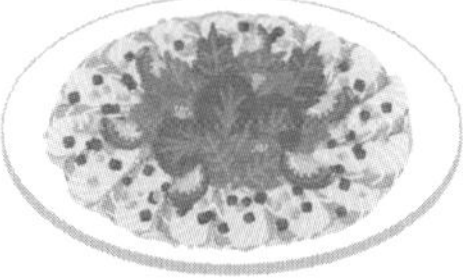
カルパッチョ

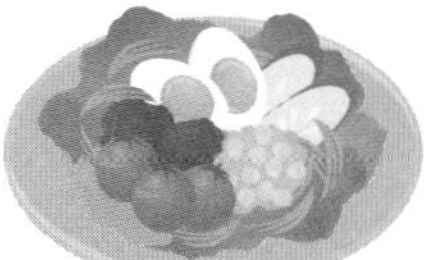
サラダ

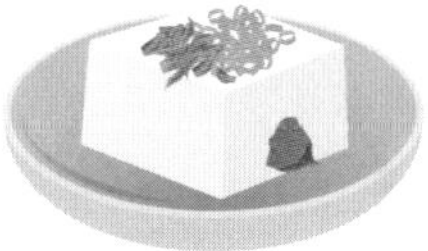
冷奴　など

低糖質＆高たんぱくなおつまみにちょい足し！

おつまみを食べるときにスパイスをちょい足しするだけでＯＫ。高たんぱくの焼き鳥に唐辛子をかけたり、低糖質なサラダにこしょうをかけたりと手軽にとり入れられます。

感神経を刺激し、血行を促進。代謝が活発になることで、脂肪がエネルギーとして消費されやすくなるのです。

一方、にんにくに含まれる「アリシン」は糖代謝を助ける作用があり、余分な糖分が脂肪となって蓄積するのを防いでくれます。シナモンやこしょうも血流アップに有効。さらに、シナモンは血糖値の上昇を抑制する働きがあるといわれます。クミンも血行促進のほか、食欲の抑制効果に期待できるのでダイエットに最適です。

これらのスパイスは、おつまみとしておすすめしている糖質の低いサラダやナッツ、高たんぱくの焼き鳥や刺身などにプラスするのも効果的。また、スパイスをお酒に加えると、痩せ効果がアップするだけでなく、スパイスの刺激で飲むスピードがゆっくりになるというメリットもあります。

1杯を
ゆっくり嗜む

＼レジェンドバーテンダーが考案／

ご褒美スパイスカクテル

**お酒は、ゆっくり時間をかけて楽しめば、自然と量が減らせます。
ダイエットにプラス効果が期待できる
スパイスを使ったゆっくり飲みたいご褒美カクテルを、
レジェンドバーテンダーに考案してもらいました。**

カルダモンの甘い香りを楽しむ

「スパイスラムトニック」

様々な健康効果が期待できるカルダモンを生かし、リラックス効果の高いさわやかなオレンジの皮を添えた、香りも楽しめるラムトニック。一日の終わりにぴったりです。トニックウォーターには多少糖質が入っているので、1杯を味わって飲みましょう。

**糖質
約5.4g**

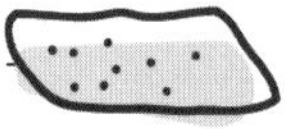

オレンジの香りでリラックス！

オレンジの香りには高いリラックス効果があり、ゆっくりお酒を楽しみたいときに最適です。また、胃腸の働きを整える作用も期待できます。

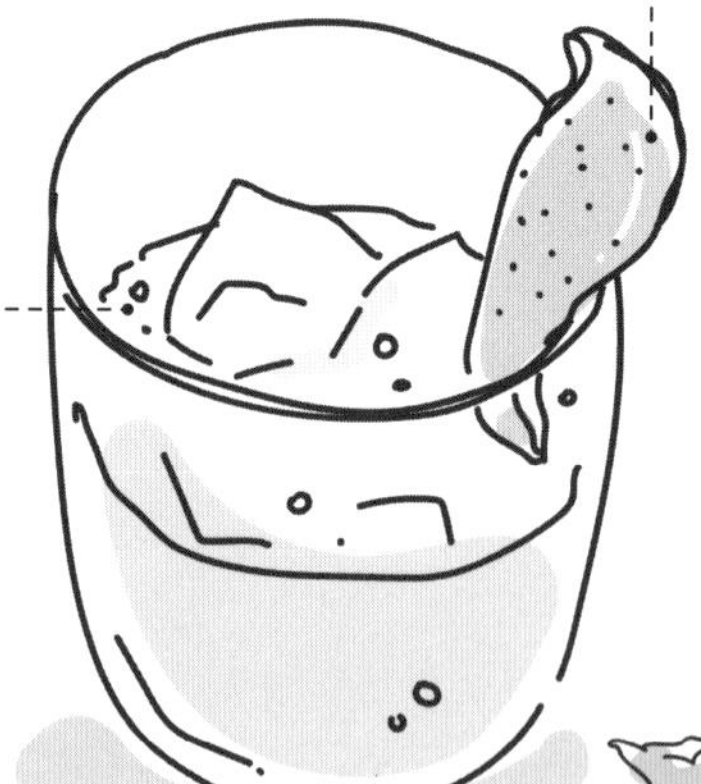

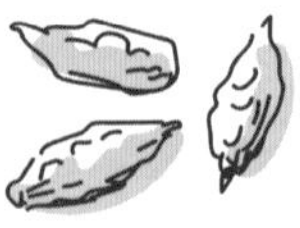

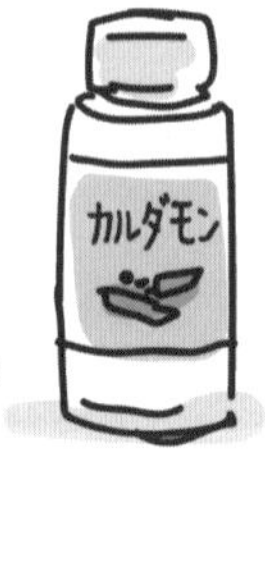

カルダモンが肥満や高血圧を予防

カルダモンには、高血圧の抑制、脂質の改善、動脈硬化の防止、肝臓保護、コレステロール低下、肥満の抑制といった様々な効果があるほか、近年は植物療法として心疾患の予防や治療に使用されています。

「スパイスラムトニック」のつくり方

材料

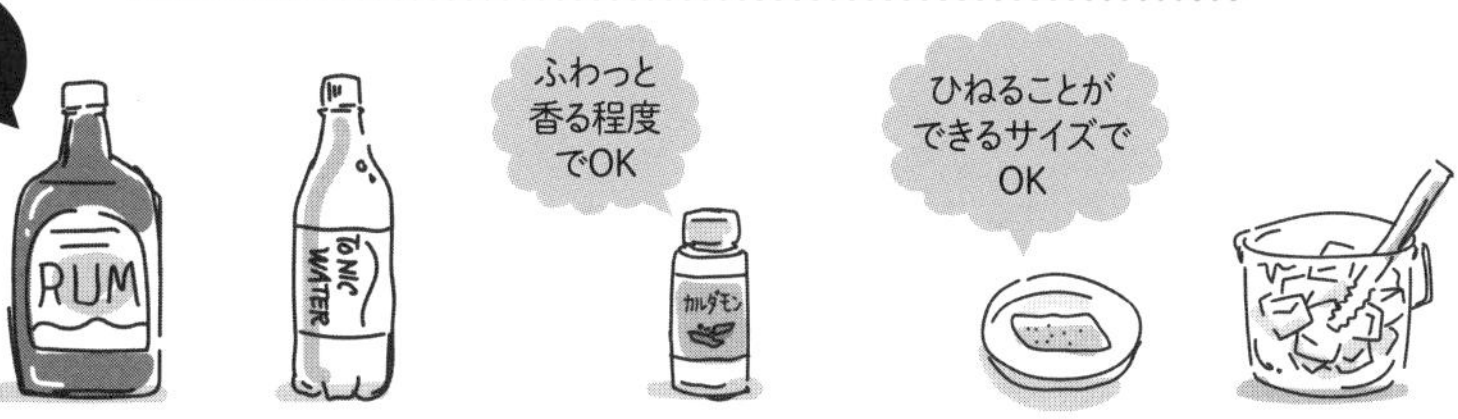

ラム 45ml
トニックウォーター 60ml
カルダモンパウダー 3〜5ふり
オレンジの皮 2cm×5cmぐらい
氷 適量

つくり方

1

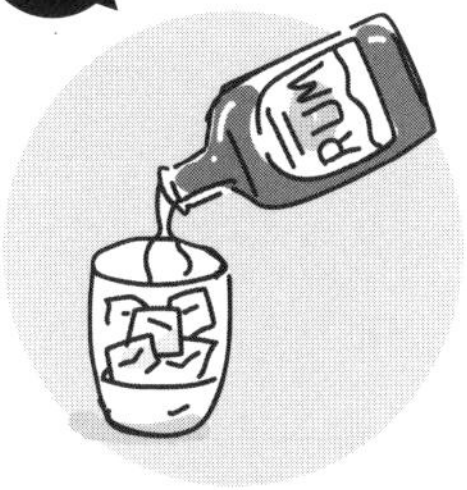

グラスに氷を入れ、
ラムを注ぐ。

2

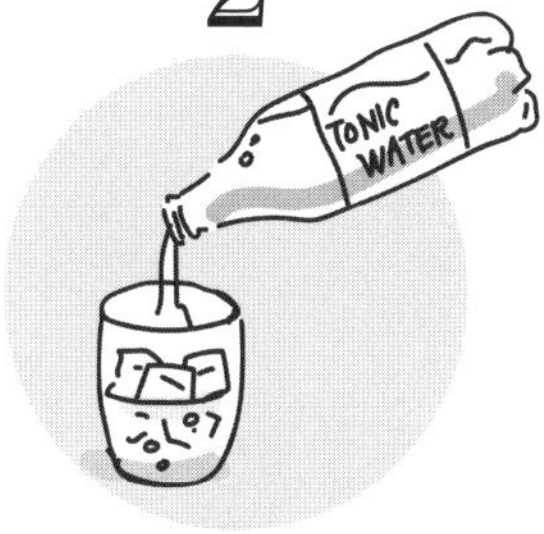

トニックウォーターを
注ぐ。

3

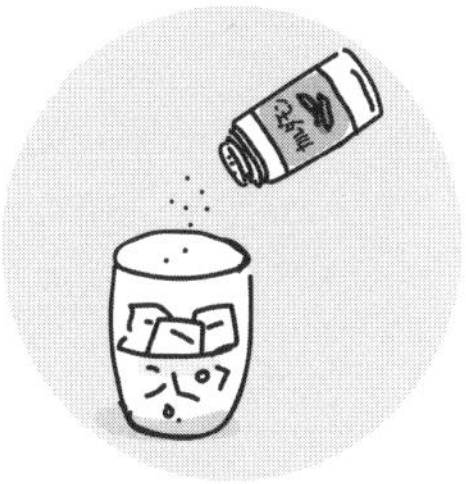

カルダモンパウダーを
ふる。

Bartender's Point

ラムの中でも口あたりがとてもマイルドな、沖縄の黒糖でつくられた味わい深いものをぜひ使ってみてください。

Bartender's Point

ホール（種子をそのまま乾燥させたもの）のカルダモンを使うとより本格的。皮をむいて中の黒い種をとり出し、ペッパーミルなどで細かくしたものをふりかけると、香りが引き立ちます。

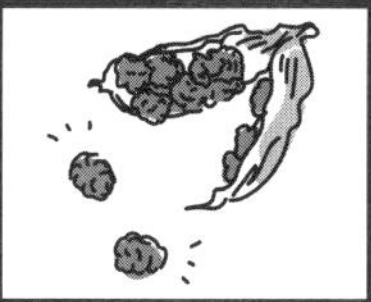

4

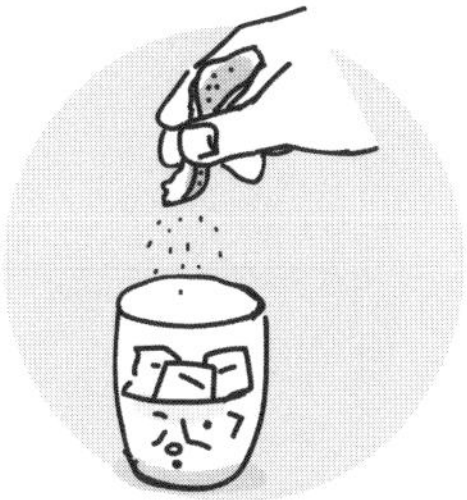

オレンジの皮をひねって、
成分をグラス内全体に
ふりかけ、軽く混ぜる。

5

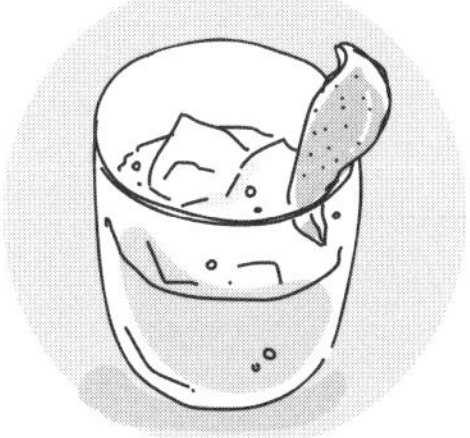

オレンジの皮を飾るか、
グラスの中に入れて完成。

ジンジャーの風味をゆっくり味わう

「ハーバルスパイシーミュール」

テキーラベースにビネガー、２種類のしょうがを合わせたスパイシーなカクテル。アルコール度数が高いので、じっくりと味わう、週末限定の1杯に。

糖質
約6.0g

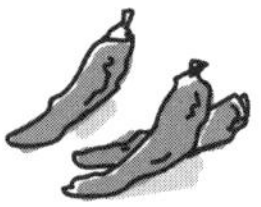

鷹の爪が脂肪燃焼を促進！

脂肪の燃焼を促す効果が期待できるスパイスの代表格といえば、カプサイシンたっぷりの唐辛子（鷹の爪）。適量を摂取することで体温を上げて、エネルギーの代謝を高めてくれます。

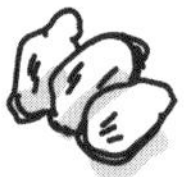

しょうがが脂肪を分解！

しょうがには内臓脂肪を減らす作用があると様々な研究で実証されています。さらに酢(ビネガー) と合わせることで、より脂肪を燃焼する効果が高まるともいわれています。

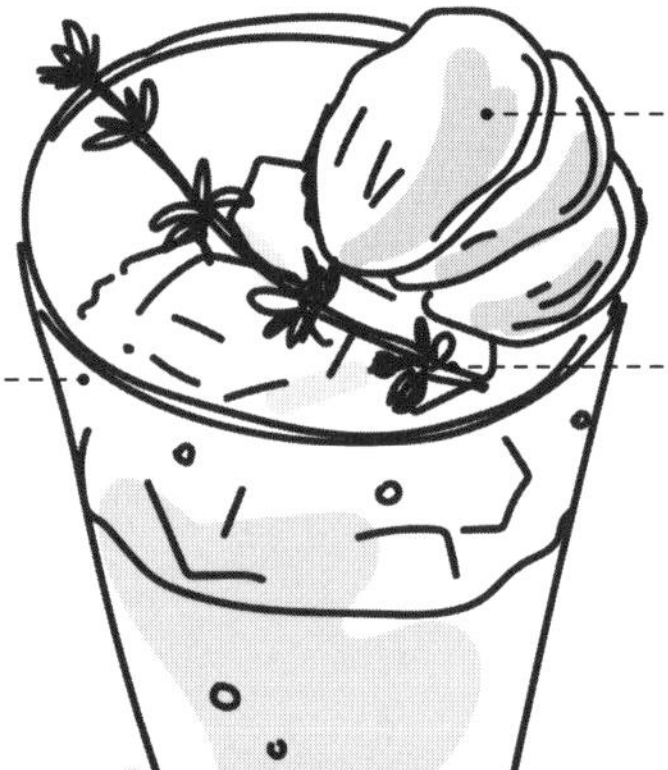

材料

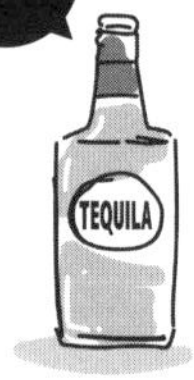

唐辛子をつけ込んだホワイトテキーラ
30ml

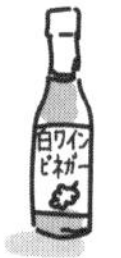

白ワインビネガー
5ml

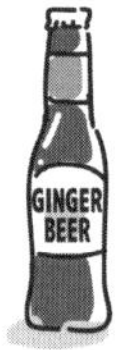

ジンジャービア
60ml

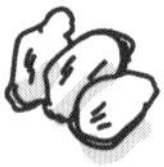

スライスしたしょうが
3枚

タイム
適量

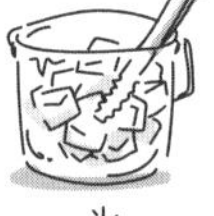

氷
適量

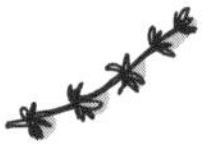

タイムの香りで疲労感を緩和！

スパイシーでさわやかな香りは、疲労感や倦怠感を緩和し、リラックス効果が期待できるといわれています。

「ハーバルスパイシーミュール」のつくり方

下準備

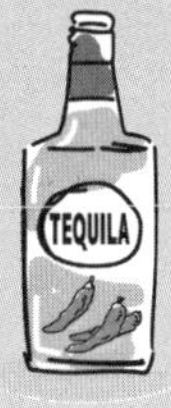

ホワイトテキーラ1瓶（750ml）に対し、鷹の爪は3 ～ 4本が目安。切り込みを入れて1日ほどつけ込んだら鷹の爪をボトルからとり出す。

つくり方

1

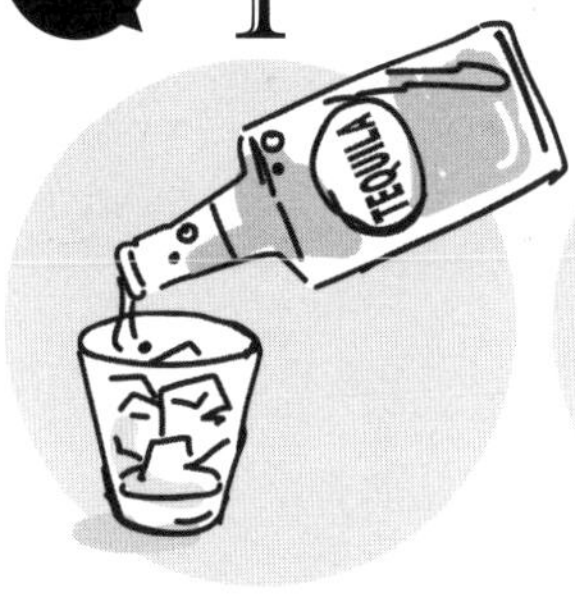

グラスに氷を入れて、鷹の爪をつけ込んだテキーラを注ぐ。

2

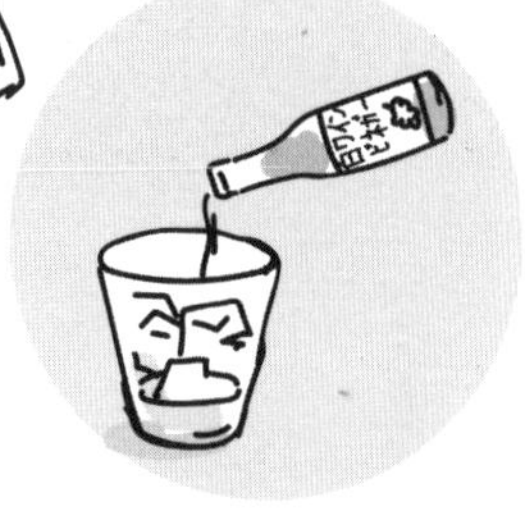

白ワインビネガーを注ぐ。

3

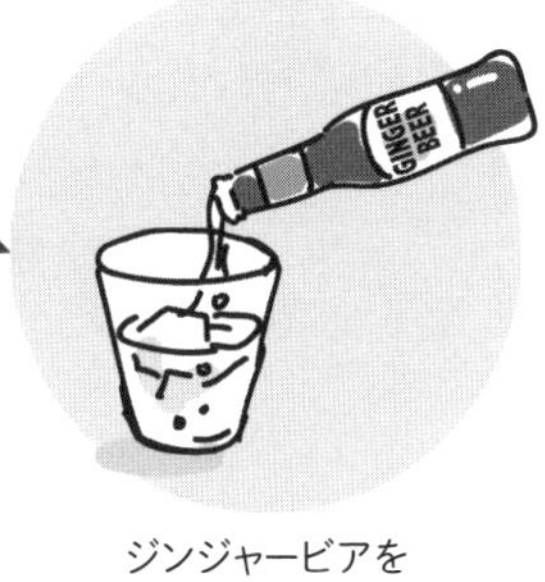

ジンジャービアを注いで、軽く混ぜる。

Bartender's Point

ジンジャービアとは、しょうがの香料でつくるジンジャーエールとは異なり、生のしょうがを使用し、醸造したノンアルコール飲料のこと。甘めですが、しょうがの魅力が存分に味わえます。手に入らない場合はジンジャーエール（できれば辛口）でも代用可能です。

4

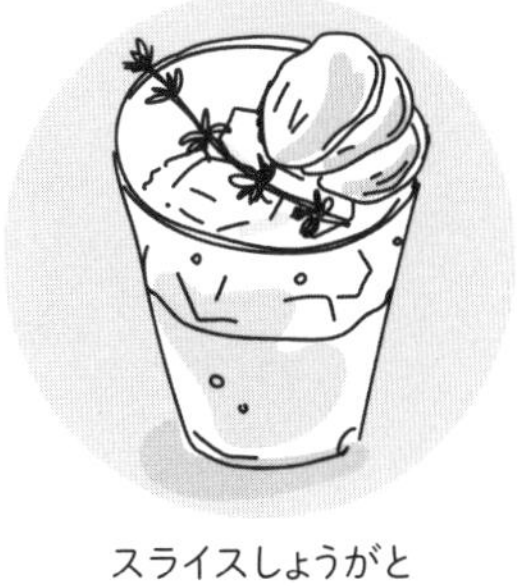

スライスしょうがとタイムを飾る。

Bartender's Point

しょうがを少しずつかじりながらゆっくり楽しむのがこのお酒のポイントです。

1杯分のテキーラに鷹の爪をつけ込むときのやり方

テキーラ（30ml）に、包丁で切れ込みを入れた鷹の爪1本を入れて、スプーンなどでつぶしてからこす。

み方の
める食べ方

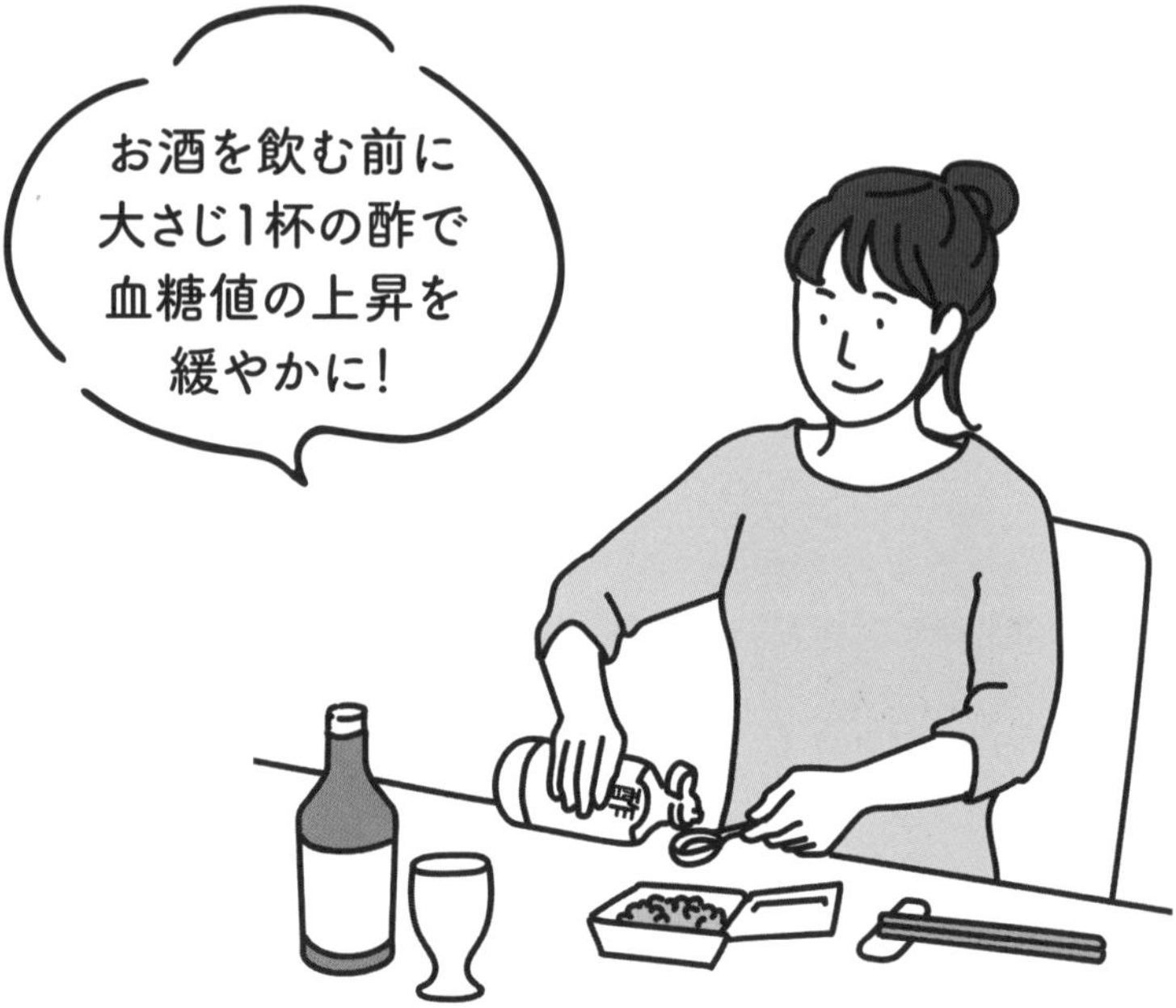

太る原因はお酒よりもむしろ「おつまみ」。お酒の勢いで、糖質の多いおつまみを食べすぎていませんか？ それではいくら痩せる飲み方を実践しても台無し。飲むときの食べ方にも気を配り、痩せ効果をさらに高めましょう。

PART

4

痩せる飲
効果を高

あげ物は意外とOK！気をつけるべきは糖質

太りにくいおつまみの選び方を知ろう！

食べてもOKなおつまみ

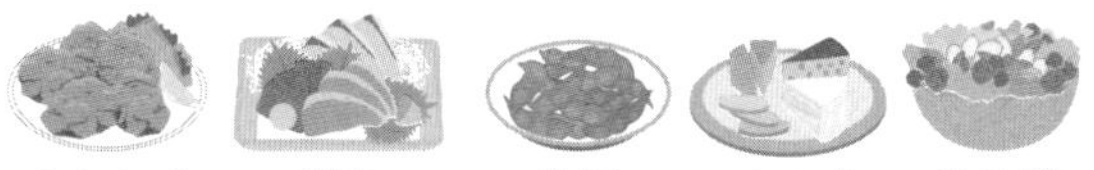

からあげ　刺身　枝豆　チーズ　サラダ　など

食べるのを避けたいおつまみ

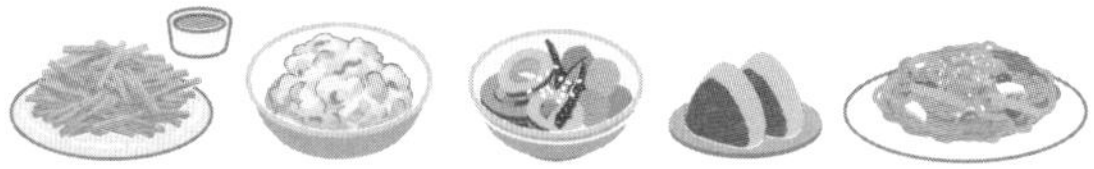

フライドポテト　ポテトサラダ　煮物　焼きおにぎり　焼きそば　など

太りやすい食べ物というと、脂っこいものが真っ先に思い浮かぶのではないでしょうか。でも、太る原因は脂質よりも糖質にあります。

痩せるために高カロリーな食事を避ける人がいますが、これは大きな間違い。**高カロリーな食事に多い脂質には、アルコールと胃の粘膜の接触を緩和し、アルコールの吸収速度を遅らせる効果があります。**つまり、あげ物やステーキなどの脂は、脂肪をつくられにくくしてくれるのです。一方、**主食などの糖質をたくさん含むものを食べれば、食後の血糖値が急上昇して、体内に**

脂肪肝の原因も圧倒的に糖質！

脂肪肝の原因の割合

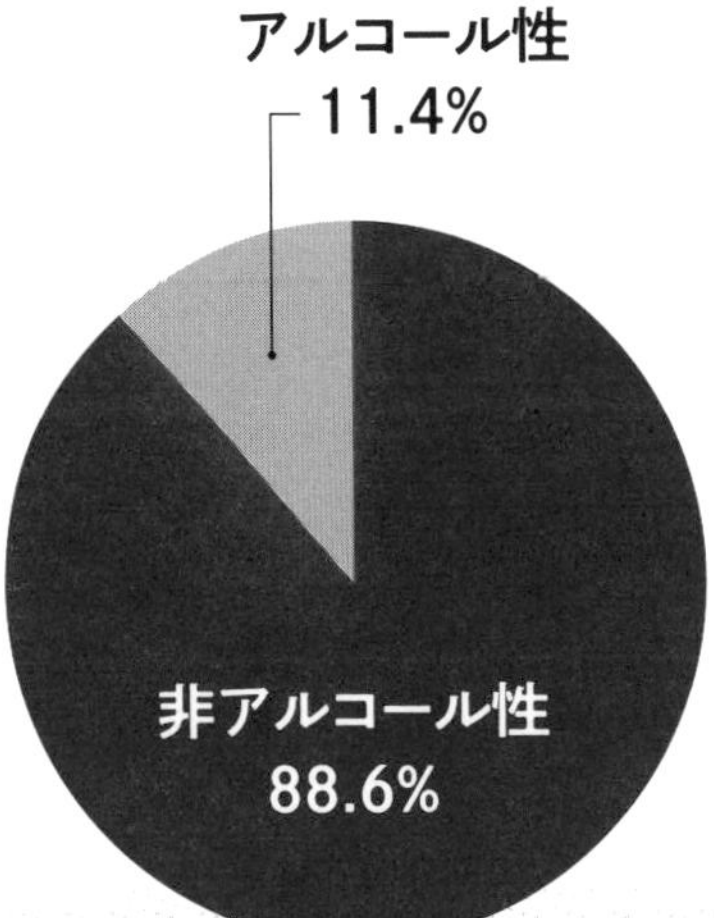

脂肪肝の原因の多くは糖質のとりすぎ

お酒が原因のアルコール性と糖質が主な原因の非アルコール性の割合を比較すると、90％近くが糖質が原因の脂肪肝。それだけ糖質の与えるダメージは大きい。

出典：「非アルコール性脂肪性肝疾患 NAFLD の実態と自然史の解明に関する複合疫学研究」より作成、一部改変

脂肪がたまりやすくなります。以上のことから、高カロリーな食事より高糖質な食事のほうが太りやすいのは明らか。おつまみを選ぶときも、避けるべきは脂っこいものではなく糖質過多の食品です。

脂質はアルコールの吸収速度を緩やかにするほか、飲酒で傷みがちな胃壁を胃酸から保護する効果もあります。さらに、鶏のからあげやいかフライといったおつまみは、アルコール代謝に必要なたんぱく質も豊富。逆に、ポテトサラダなどは一見ヘルシーですが、じゃがいものでんぷんには糖質がたっぷり。おつまみにするなら、断然たんぱく質豊富なあげ物のほうが太りにくく健康的です。また、**油脂類のなかでも中性脂肪の蓄積を抑えるオレイン酸を多く含むオリーブオイルがおすすめ。**カルパッチョやアヒージョなどは最強のおつまみです。

おつまみで太るメカニズム

太るのはお酒よりもおつまみ！

お酒　　　　おつまみ

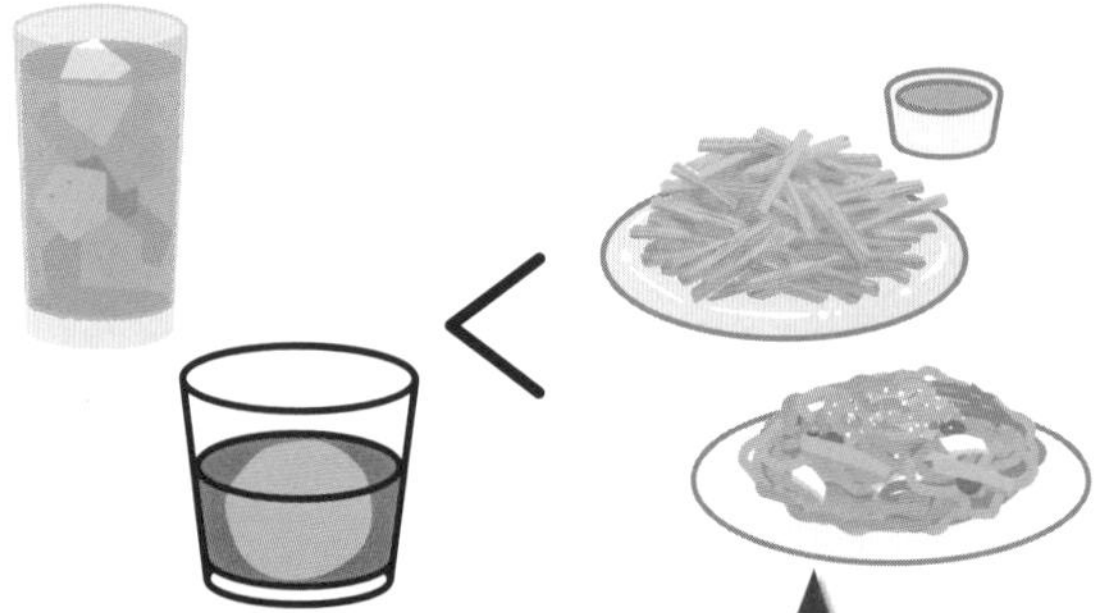

太る原因はおつまみに含まれる糖質！

フライドポテトや焼きそばなど、おつまみには炭水化物メインのものが多くお酒よりも高糖質。また、アルコールの食欲増進効果でお酒を飲むと食べすぎる傾向があるので、余計に糖質を摂取することに。

前ページでも述べたように、太る原因は主に糖質です。お酒にも含まれていますが、食べ物に含まれている量ほどではありません。ですから、お酒だけなら基本的に太らないのです。問題は、おつまみに含まれる糖質。**お酒を飲むより、糖質たっぷりのおつまみを食べるほうが、ずっと太りやすいのです。**

糖質で太るメカニズムは、大量の糖質による血糖値の急上昇からスタートします。血糖値とは血液中に溶けている糖（ブドウ糖）の濃度のこと。食事で摂取した糖分は消化・吸収された後、血液にとり込まれま

糖質をとりすぎると脂肪が増えてしまう

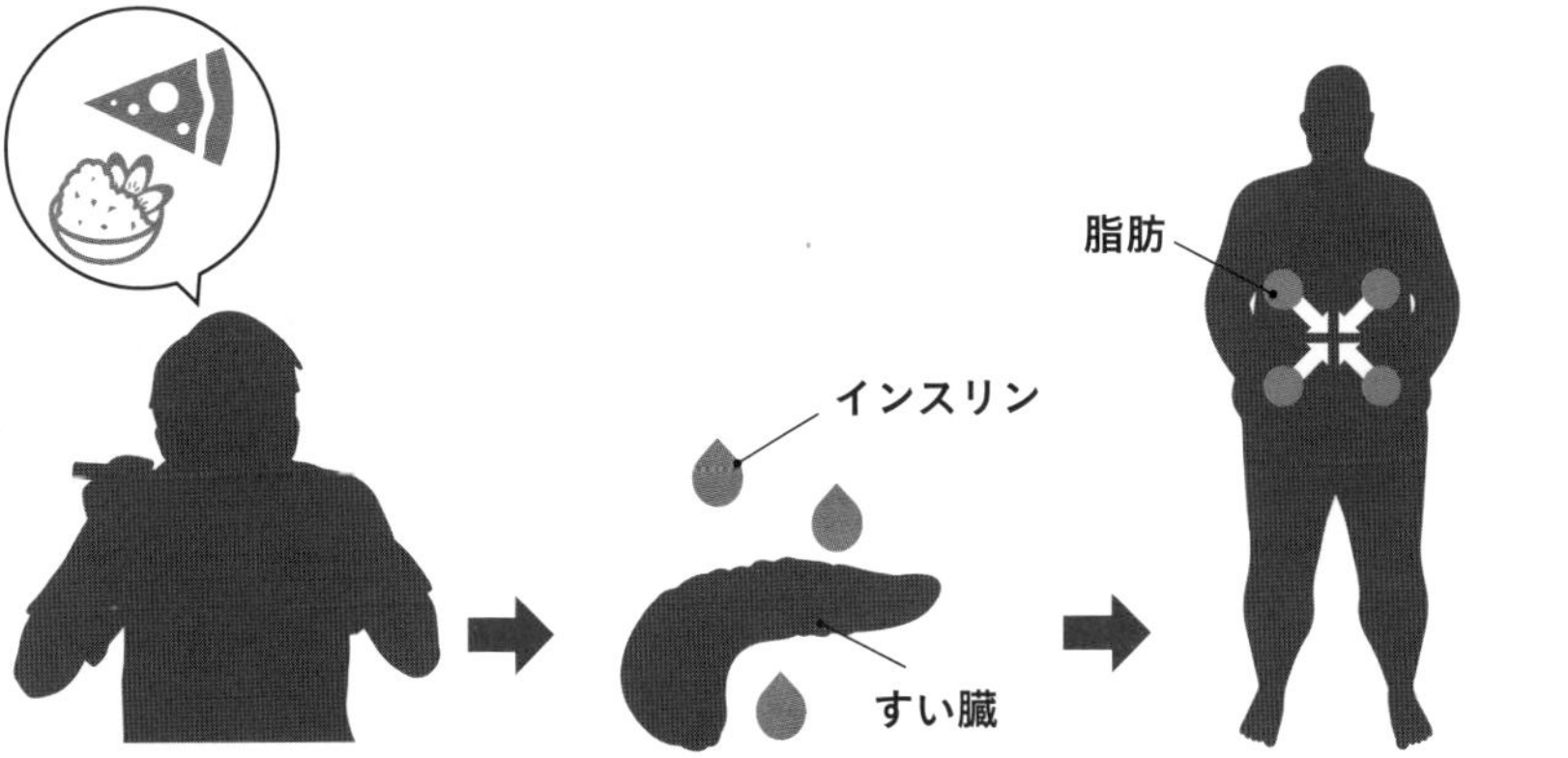

糖質をとりすぎて血糖値が急上昇

空腹時に糖質が多く含まれた食事をとることで、食後に血液中の糖が大幅に増加。その結果、血糖値が一気に上昇する。

血糖値を下げようとインスリンを分泌

急激に血糖値が上がると、それを下げようとして、すい臓から通常よりも多くのインスリンが分泌されることに。

インスリンの作用で脂肪の合成が促進

過剰に分泌されたインスリンは糖を肝臓や筋肉へとり込ませると同時に、脂肪の合成を促進。皮下脂肪が増えたり、肝臓に脂肪が蓄積。

す。空腹時の血糖値は通常70～１００mg／dlくらいで、糖分を摂取すると必ずある程度上昇します。これが緩やかな上昇ならよいのですが、急激な上昇なら要注意。血糖値が高くなると、すい臓から「インスリン」という血糖値をコントロールするホルモンが分泌されます。インスリンは血液中のブドウ糖を肝臓や筋肉にとり込ませて血糖値を下げますが、同時に脂肪の合成も促します。**急上昇した血糖値を下げようと大量のインスリンが分泌されれば、その分脂肪も増え、肝臓や体のあちこちに脂肪が蓄積される**ことになります。

とはいえ、糖質を避けて、おつきみを食べずにお酒ばかり飲めば、肝臓へ大きな負担がかかります。それよりも、糖質の少ないおつまみを選んだり、食べ方を工夫したりするほうが、賢明といえるでしょう。

「空きっ腹で飲む」はダイエットにもよくない

空きっ腹での飲酒は肝臓へのダメージ大

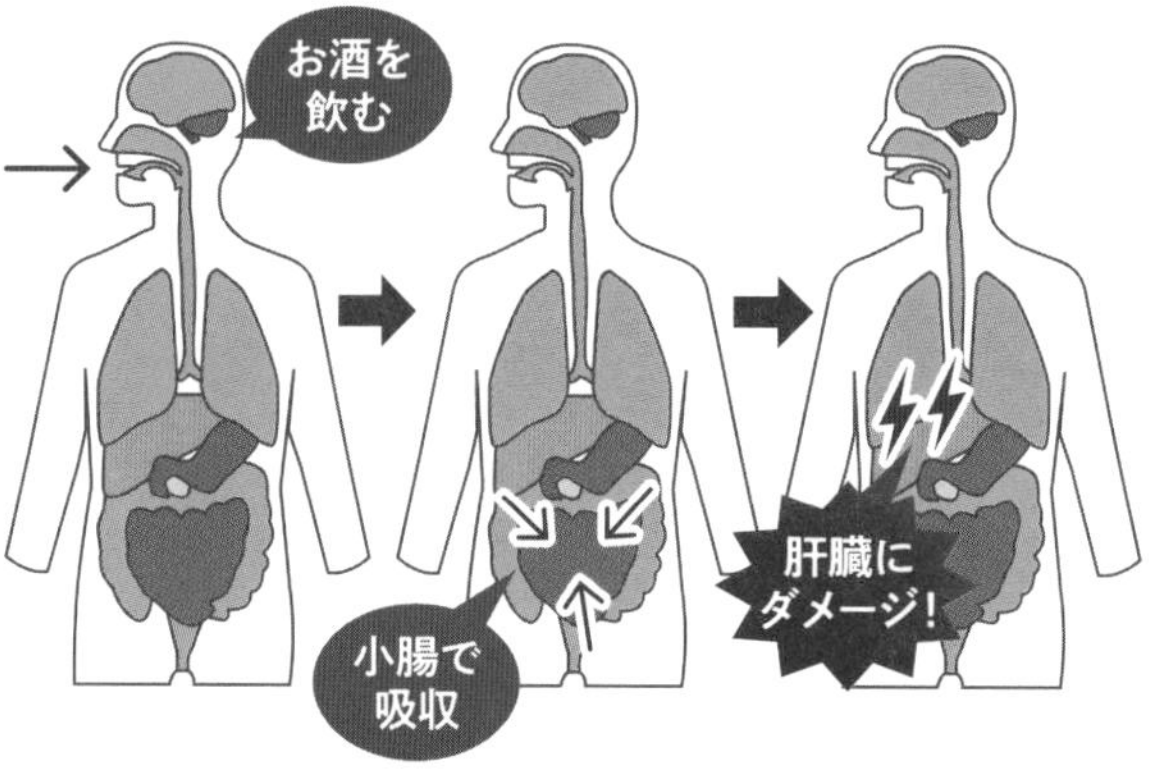

小腸の吸収速度が高まり一気に肝臓へ

空腹時は小腸の吸収スピードがアップ。急速度で吸収されることで一気にアルコールが小腸から肝臓へ到達します。肝臓はアルコールを分解・解毒する作業に酷使され、ダメージが加わることに。

空きっ腹でいきなりお酒を飲む行為は、肝臓にとって大きなダメージ。なぜかというと、**空腹時はアルコールの吸収が格段に早まるからです。**

摂取したアルコールの5〜20％は胃で吸収し、残りの80％以上が小腸で吸収されます。この小腸はテニスコート1面ほどもある内膜を持ち、吸収力が抜群。しかし、空腹だとさらに吸収スピードが加速し、瞬く間にアルコールを吸収してしまいます。急激に吸収されたアルコールは血管を通じて猛スピードで肝臓へ。**肝臓には摂取したアルコールのほとんどを分解・解毒する働き**

お酒を飲む前に食べておくとよいもの

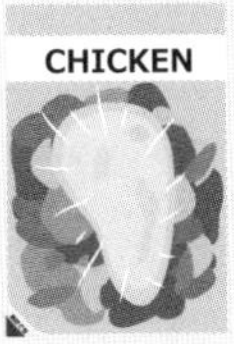

サラダチキン

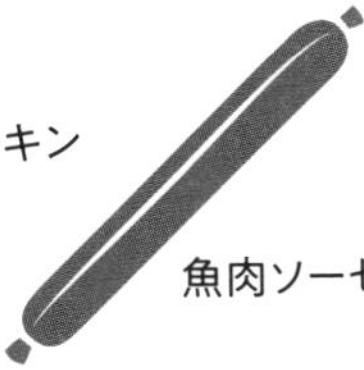

魚肉ソーセージ

など

肉や魚などに含まれるたんぱく質（アミノ酸）には肝臓のアルコール代謝を助ける働きが。

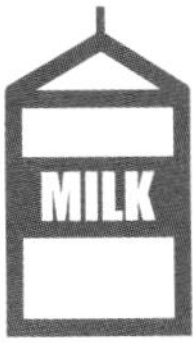

牛乳

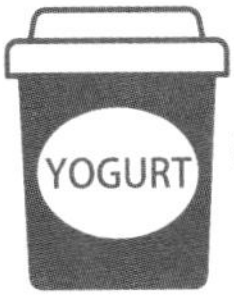

ヨーグルト

など

乳製品は胃の粘膜を守りアルコール吸収を遅らせるため、肝臓の負担を軽減する。

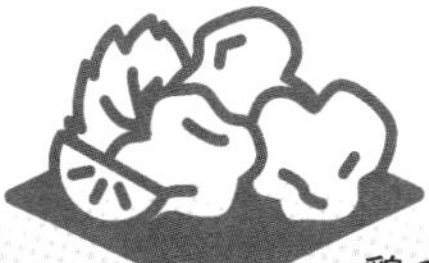

鶏のからあげ　など

油脂類は消化・吸収を遅らせるのであげ物もおすすめ。カロリーは気にしなくてOK。

があります。そのため、一気にアルコールが送られると肝臓はフル稼働を余儀なくされ、大きな負担となります。

これは、おつまみに含まれる糖質も同じ。空腹だと糖の吸収も早まり、血糖値が急上昇することによって太りやすい状態に陥ります。よく、ダイエットのためと飲む前に食事を抜く人もいますが、むしろ逆効果。**飲酒の前は、必ず食べておいたほうが肝臓にもダイエットにもよいのです。**

お酒を飲む前に食べるものとしておすすめなのは、アルコールの代謝に必要なたんぱく質や、糖の吸収を緩やかにする食物繊維です。また、乳製品にはアルコールの吸収を遅らせる効果があり、肝臓の負担を軽減してくれます。食事がとれないときは牛乳1杯でもいいので、お腹に入れておきましょう。

お酢の効果で糖質のおつまみもOKに！

水に大さじ1（15ml）のお酢を入れて飲むだけ！

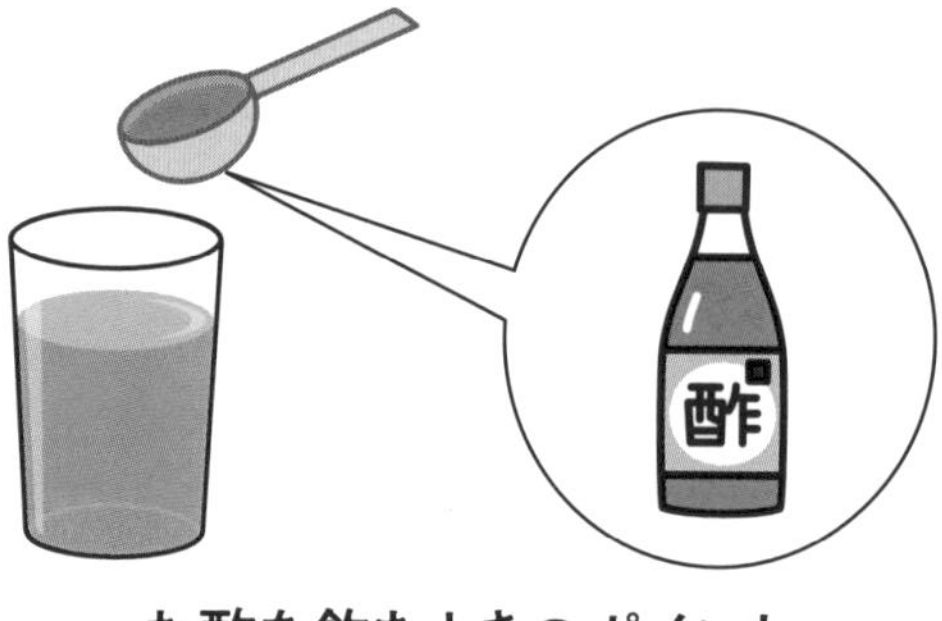

お酢を飲むときのポイント

POINT1
食べる20分前に飲む
食べる20分前に飲むのが一番理想的。

POINT2
食事中や食後20分以内でもOK
食事中や食後20分以内に飲んでも、効果は得られる。

POINT3
ストローを使うのがおすすめ
酢の酸が歯のエナメル質をとかさないよう、念のためストローを使う。

どうしても糖質が多いおつまみが食べたいときは、食べる前に「お酢」を飲むようにしましょう。**コップ1杯の水に大さじ1（15ml）のお酢を混ぜ、食べる20分前に飲むだけで、血糖値の急激な上昇を抑えることができます。**

ではなぜ、お酢が血糖値の上昇を抑制するのでしょうか。それは、お酢に含まれる酢酸の働きが関係しています。食事で摂取した糖分は、消化・吸収の過程でブドウ糖（グルコース）に分解されて血液にとり込まれます。この分解を促すのが「α-アミラーゼ」という酵素。お酢の酢酸はα-ア

糖質の多いものを食べても血糖値が上がりにくい！

お酢を飲まないでフライドポテトを食べたときと、お酢を飲んで食べたときの血糖値の推移を比較。お酢を飲まないと食後に血糖値は急上昇。一方、お酢を飲むと上昇が緩やかで、2時間後にはベースの血糖値まで回復。

**お酢を飲まずに
フライドポテトを摂取した場合の血糖値の推移**

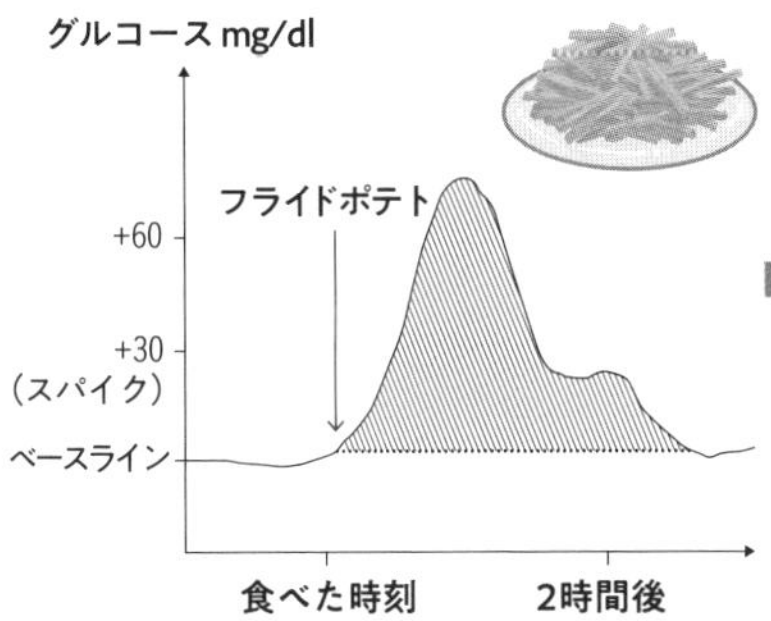

**大さじ1のお酢とフライドポテトを
摂取した場合の血糖値の推移**

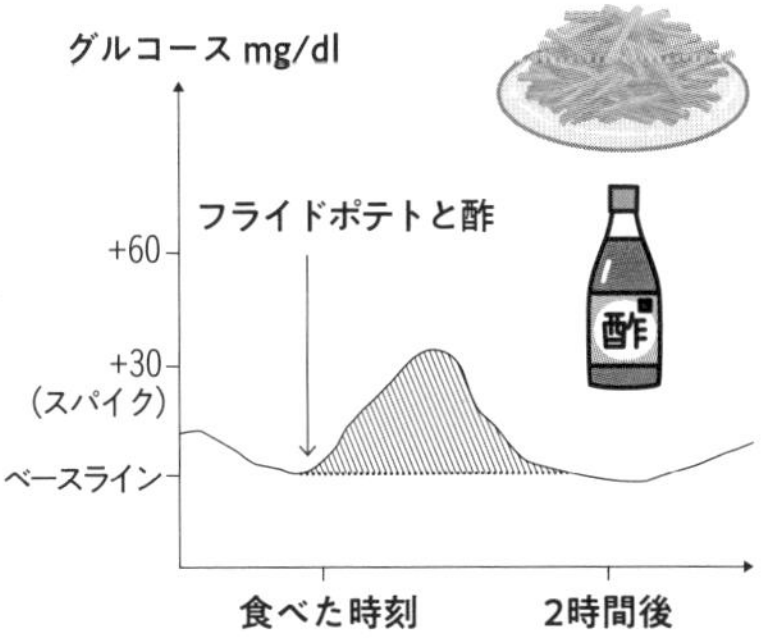

出典『人生が変わる 血糖値コントロール大全』著者 ジェシー・インチャウスペ（かんき出版）をもとに作成

大さじ1のお酢を飲むだけで太りにくくなる！

ミラーゼの働きを妨げる作用があるので、ブドウ糖への分解が遅くなり、糖が血液にとり込まれるスピードもゆっくりに。結果、血糖値の上昇も緩やかになって、インスリンの分泌も抑えられるのです。

また、酢酸は血液中から筋肉へ侵入し、グリコーゲンの合成を促します。筋肉のグリコーゲンは体を動かす大切なエネルギー源。多くのブドウ糖がグリコーゲンに変われば血液中の糖が減り、さらに血糖値の上昇が抑制されることになります。

お酢なら米酢でも黒酢でもOKですが、なるべく低糖質のお酢を選びましょう。ただし、お酢に含まれる酸が歯のエナメル質をとかす場合があるので、念のためストローを使って飲むのがおすすめ。お酢が体に合わない人もいるので、その場合は無理をせず飲むのを控えてください。

晩酌前の「酢納豆」が最強の痩せ習慣

お酒を飲む前に、ぜひ食べておきたいのが「酢納豆」。単にお酢を納豆に混ぜただけのものですが、これが効果絶大です。

まず、お酢の効果は前述の通り。ブドウ糖への分解を遅らせることで糖の吸収を緩やかにし、血糖値の急上昇を防いでくれます。そんなお酢に納豆を組み合わせると効果が倍増。なぜなら、**納豆などの豆類には食物繊維が豊富で、お酢と同様に食後の血糖値の上昇を抑制する働きがあるから**です。しかも、**納豆はたんぱく質が豊かな上、低糖質。満腹感も得られやすいので、飲む前に食べておけばおつまみの食べすぎ防止に役立ちます。**

もう1つ注目したい納豆の成分が、「ナットウキナーゼ」。納豆ならではの栄養素で、ネバネバに含まれる酵素です。この**ナットウキナーゼは血栓をとかす作用があり、血液をサラサラにしてくれます。そのため、血流が改善されるので代謝がよくなり、脂肪が燃焼しやすくなる**のです。

ちなみに、酵素の一種であるナットウキナーゼは熱に弱いのが特徴。熱々のごはんにのせるだけでも効果を失う場合があるので、加熱せずに酢納豆のようにそのまま食べるのがおすすめ。また、納豆のタレには糖質が含まれています。できればタレを加えずに食べるとよいでしょう。代わりにお酢を入れてよく混ぜれば納豆独特の臭みが中和され、食感もフワフワになっておいしさもアップします。

お酢＋納豆の組み合わせが痩せる！

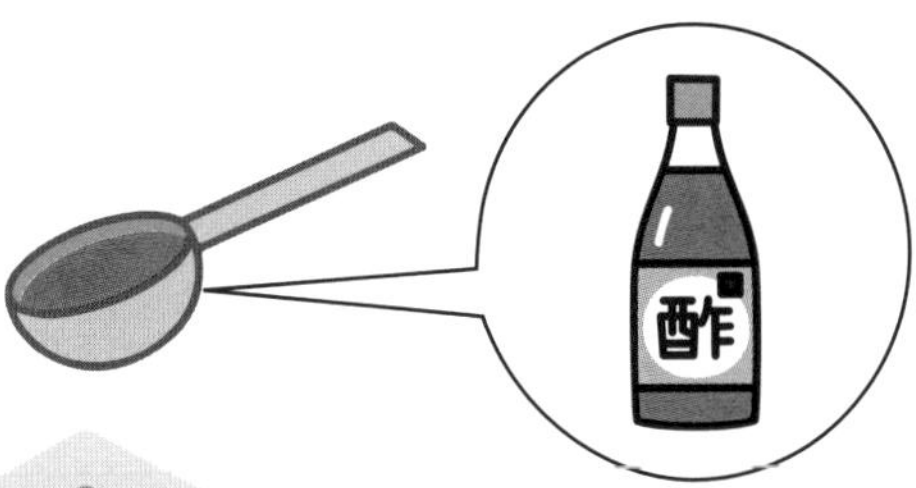

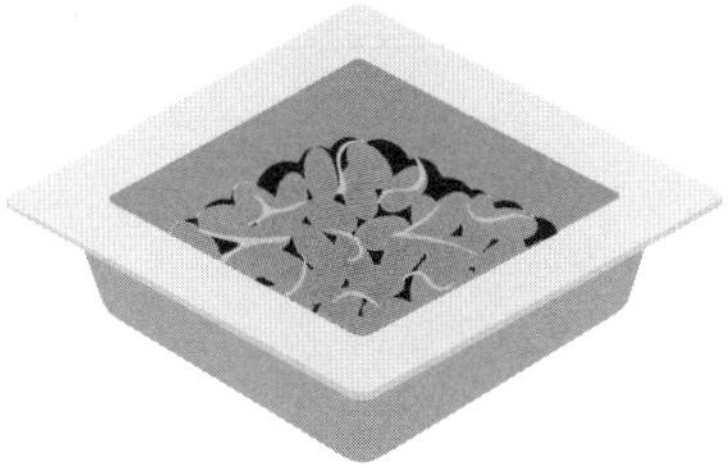

タレを加えなくても お酢の効果でおいしい

納豆１パックにお酢大さじ１を加えてよく混ぜます。タレは糖質が含まれているので入れないほうがベター。お酢の効果で臭みも消え、おいしくなります。

酢納豆がもたらすすごい効果！

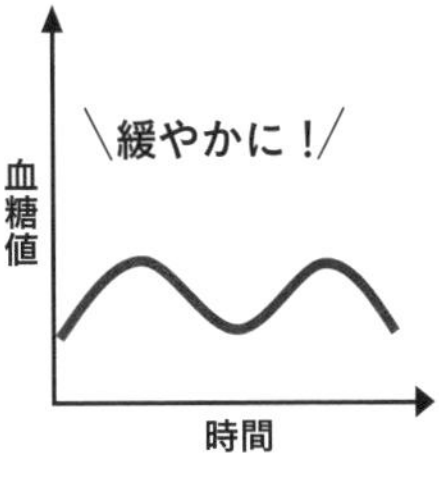

血糖値の急上昇を抑制してくれる

お酢に含まれる酢酸と納豆の食物繊維の効果で糖の吸収が緩やかになり、食後も血糖値が急上昇しない。

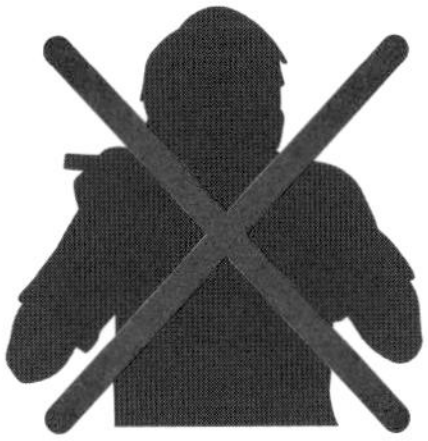

食べすぎを防いでくれる

たんぱく質が豊富な納豆は、満腹感が得られやすい。晩酌前にお腹に入れておくことで、食べすぎを防止できる。

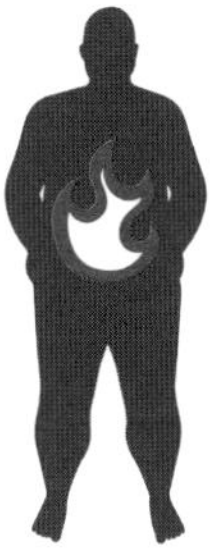

脂肪を燃焼してくれる

納豆のナットウキナーゼという酵素が血流を改善し、代謝をアップ。結果、脂肪が燃焼されやすくなる。

最強なのは高たんぱくおつまみ

おつまみ選びは、太る原因となる糖質を避けるのが鉄則です。では、何がおつまみに最適かというと、たんぱく質が豊富な食材。**なかでも、動物性たんぱく質である肉や魚、卵は、血中のアルブミン値を上げるのに最も効果的な食材です。**

アルブミンとは、血液中に存在するたんぱく質のこと。筋肉や髪、皮膚の材料となるアミノ酸を運搬する役割を担い、不足すると栄養が行き渡らず肌や髪の毛につやがなくなったり、筋肉量が減ったり、免疫力が低下したりします。逆に、**アルブミンが十分足りていれば、筋肉量が増えて基礎代謝がアップし、脂肪が燃焼しやすい体になります。**

たんぱく質が足りているかどうかも、血液検査でアルブミン値を測定すればわかります。厚生労働省が定めた基準値は3・8〜5・3g／dlですが、理想は5・0g／dl以上。この値を保つためにも、ステーキやからあげ、刺身などのおつまみをしっかり食べること。肉・魚が苦手な人は、煮卵などのおつまみで摂取してください。卵はコレステロール値を上げると思われていますが、持病がなければ1日2〜3個食べても問題ありません。

肉・魚のおつまみに飽きたときは、豆腐や枝豆などで植物性たんぱく質をとってもよいでしょう。大豆や大豆製品はたんぱく質が多い上、食物繊維もたくさん含まれているので、糖の吸収を緩やかにする効果も得られて一石二鳥です。

たんぱく質が豊富なおつまみを選ぼう

肉なら牛、豚、鶏のどれでもおすすめ。からあげのような脂っこいものも糖質が低ければOK。そのほか、チーズなどの乳製品、枝豆のような豆類のおつまみからたんぱく質を摂取してもよいでしょう。

からあげ

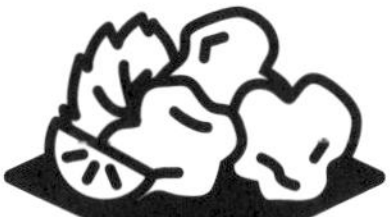

焼き鳥

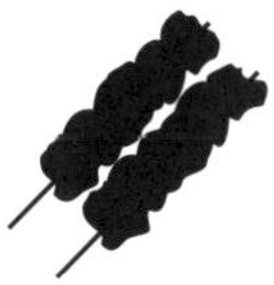

ステーキ

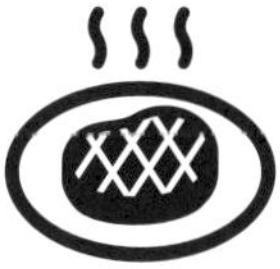

ほっけの塩焼き

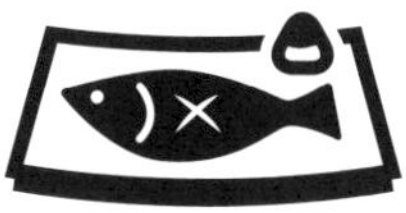

刺身

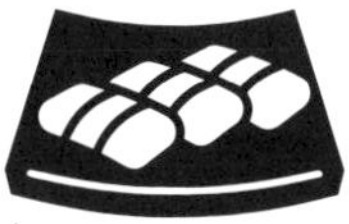

枝豆

冷奴

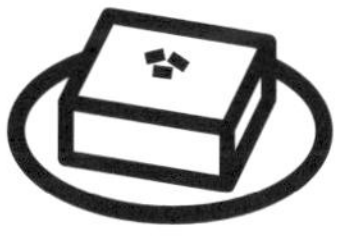

煮卵

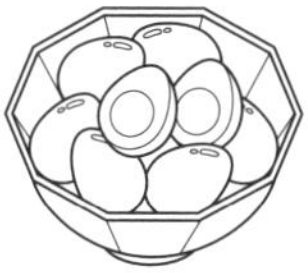

チーズ

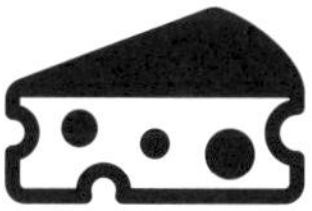

など

たんぱく質が足りているかはアルブミン値でわかる

アルブミンの値(g/dl)	体の症状	アルブミンの値(g/dl)	体の症状
3.6 以下	体の機能が衰弱する	4.7 以下	髪が元気になる
4.1 以下	新型栄養失調	4.8 以下	爪がきれいになる
4.4 以下	筋肉が増え始める	5.0 以下	表情がいきいきとする
4.6 以下	肌がつややかになる		

／5.0 以上が理想＼

最低でも4.5g/dl、理想は5.0g/dl以上

アルブミン値が4.1g/dl以下だと、様々な不調が出始め、「新型栄養失調」といわれる状態に。4.4g/dl以上で筋肉が増え始め、肌や髪もつややかに変わってくる。

いつもより＋10回噛むだけで内臓脂肪が減らせる

箸置き食事法で「よく噛む」を習慣化

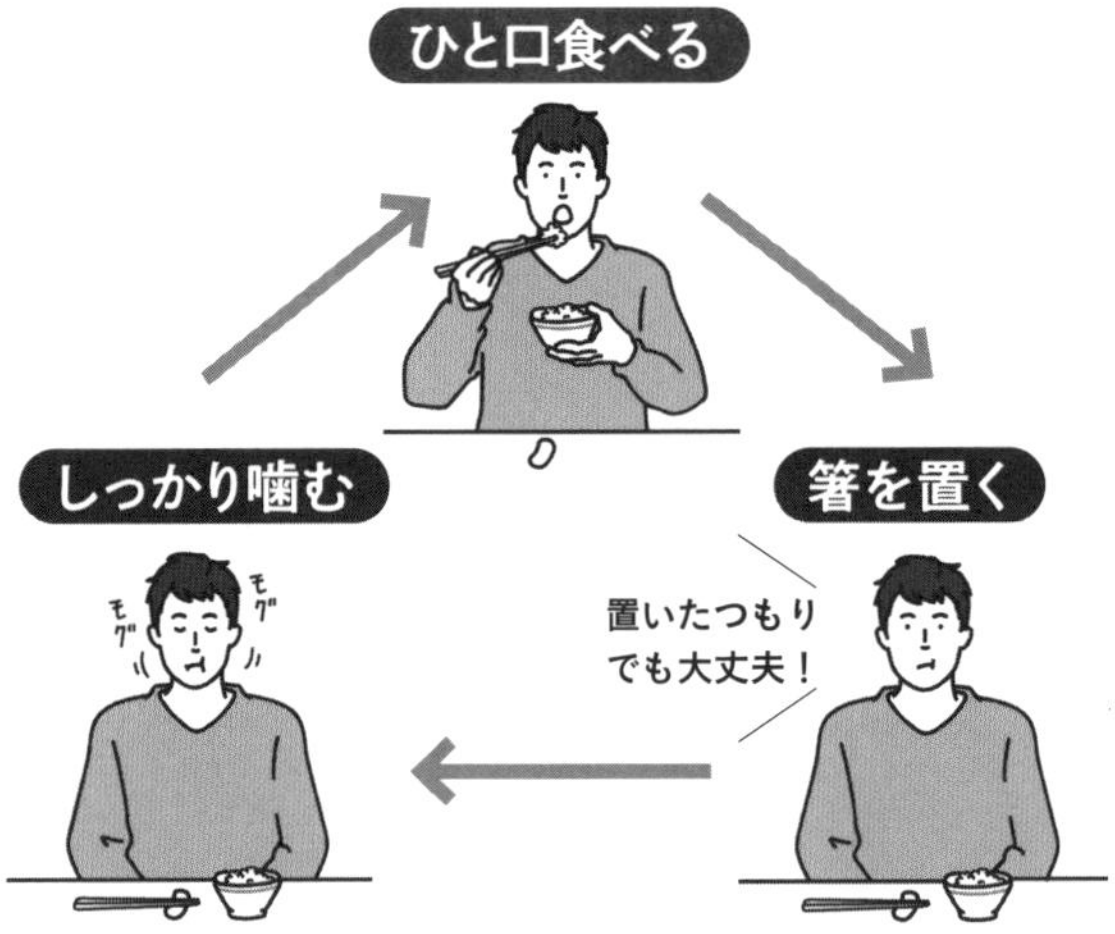

ひと口食べたら箸を置くこと。ひと呼吸おいてしっかり噛みます。次々と口に食べ物を入れないことで、「よく噛む」習慣が自然と身につくように。

早食いも太る原因の1つです。例えば、おつまみをよく噛まずにビールで一気に流し込むような食べ方は絶対にいけません。短時間でたくさんの糖質をとることになって血糖値が急上昇。インスリンが大量分泌して脂肪がたまりやすくなり、肝臓にも負担がかかります。お酒を飲むときも普段の食事も「ゆっくり食べる」ことが大切。**しっかりと噛んでゆっくり食べれば、血糖値の上昇も緩やかになり、食べすぎ防止にも繋がります。**

とはいえ、習慣的に早食いをしてしまい、ゆっくり食べるのが難しい人もいるはず。

噛むと口腔ケアになる優秀食材

間接清掃性食品

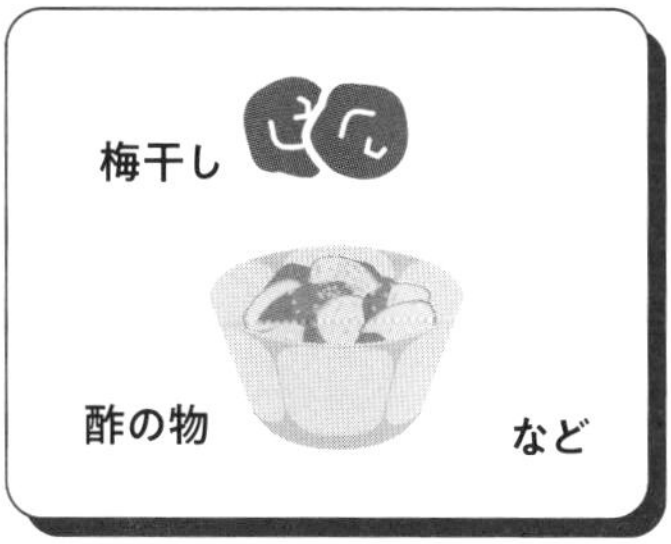

噛んで汚れを落とし唾液で洗い流す

食物繊維や水分が豊富な直接清掃性食品は噛むことで口の中の汚れを掃除。間接清掃性食品は唾液の分泌を促し、食べカスを洗い流してくれます。

直接清掃性食品

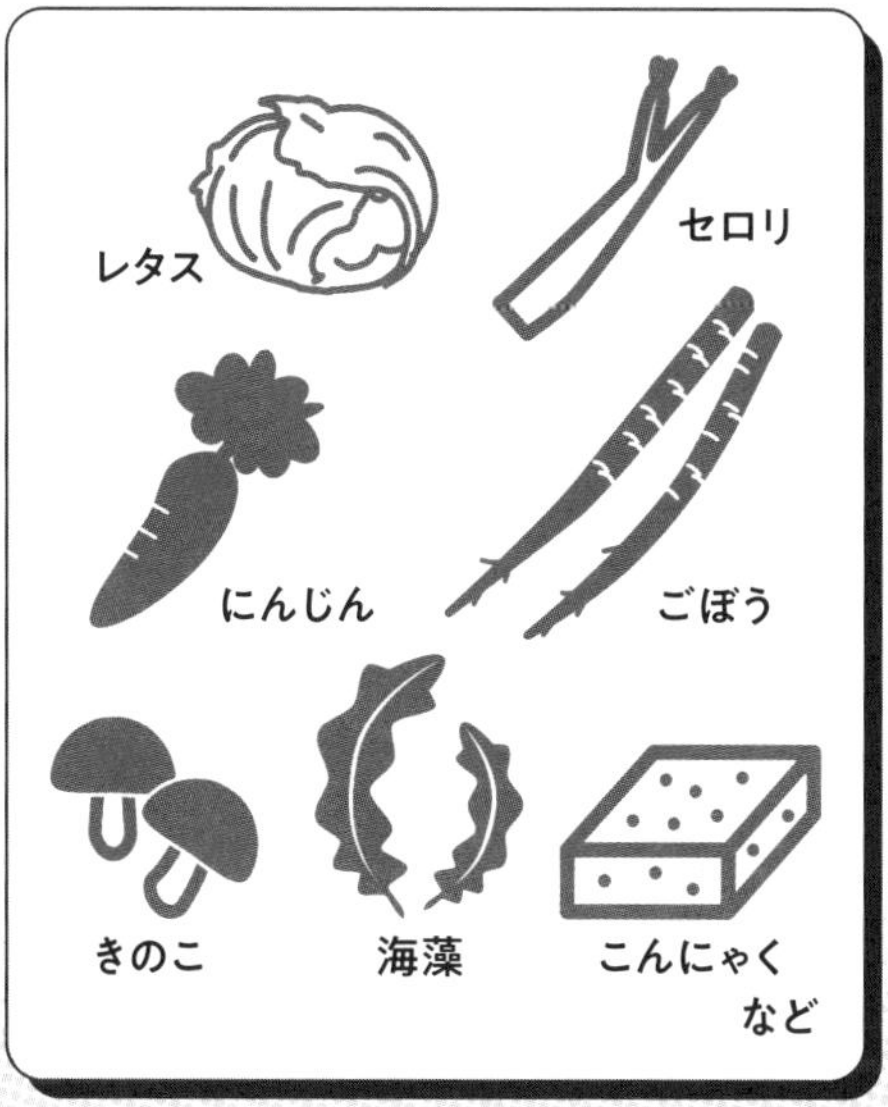

そんな人は、**「いつもより10回多く噛む」**ことから始めてください。また、1人で晩酌するときなどにおすすめなのが、「箸置き食事法」です。**ひと口食べる度に箸を置くと、自然とよく噛んで食べられるようになります。**最初は2~3口ごとに箸を置き、慣れてきたらひと口ごとにすると、スムーズに習慣化できるでしょう。

もう1つ習慣にしてほしいのが、口の中を掃除してくれる食品の摂取。**水分が多い生野菜や食物繊維が豊富な根菜類などは「直接清掃性食品」といって、よく噛んで食べることで口の中の汚れが落ちてきれいになります。**また、梅干しや酢の物などは「間接清掃性食品」といい、唾液が多く分泌されることで食べカスなどを洗い流す効果が。どちらも、お酒を飲むときは積極的にとりたい食品です。

痩せる食べ順をマスターしよう

太りにくくなる！　おつまみの食べる順番

＼お酒を飲む前に！／

酢納豆

納豆にお酢を加えたものを飲む前に食べておく。血糖値が上がりにくくなり、食べすぎ防止にも。

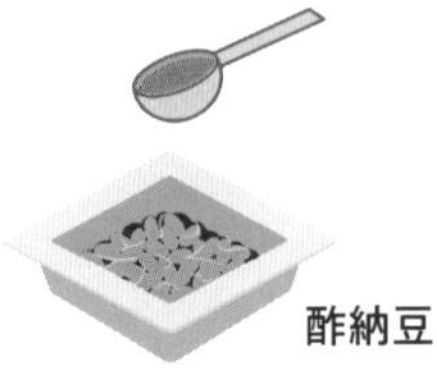

↓

たんぱく質

肝機能を助け、筋肉をつくる大事な栄養素。必ず摂取したいので、最初に食べておくように。

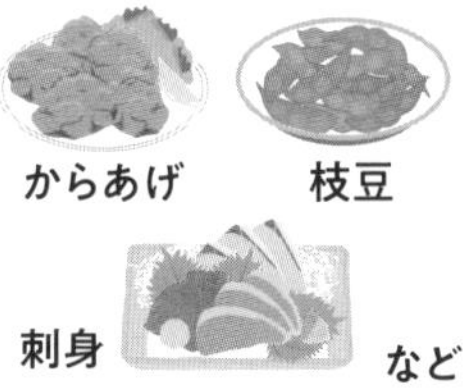

↓

食物繊維

糖質を食べる前にとり、血糖値の上昇を抑制。直接清掃性食品でもあるので、積極的に摂取しよう。

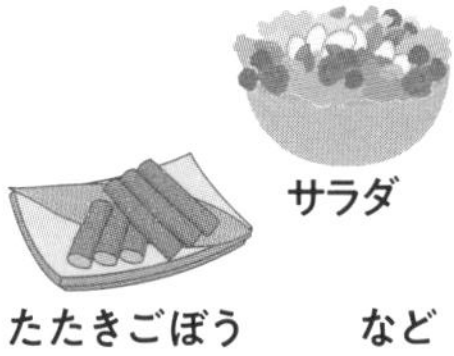

↓

糖質

ある程度お腹が満たされた状態で主食となる糖質を食べ、血糖値の急上昇や食べすぎを防止。

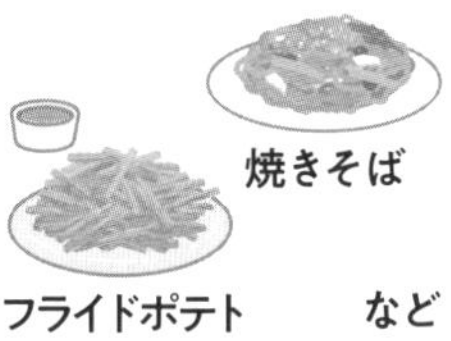

↓

＼お酒を飲み終わった後に！／

間接清掃性食品

間接清掃性食品を食べて唾液の分泌を促し、食べカスなどを洗い流して口の中をきれいに。

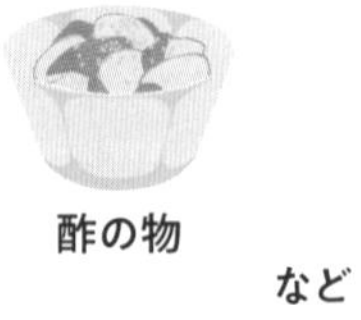

お酒を飲む日こそきちんと食べる

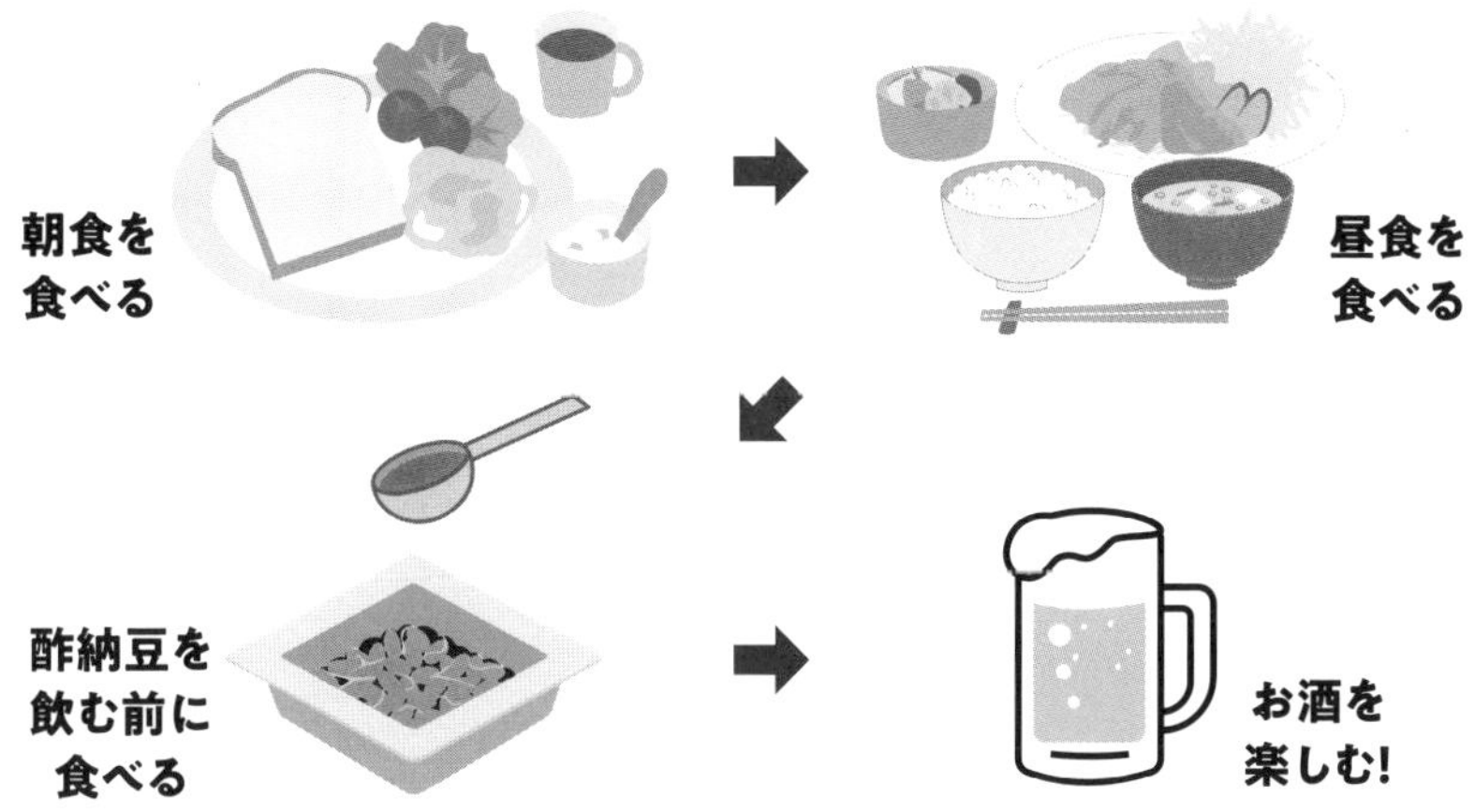

食べておくことで血糖値の急上昇を回避

空腹のままでお酒やおつまみを口にするのが一番危険。食べすぎてしまうし、血糖値も急上昇します。夜に飲むときは、朝食、昼食もしっかりとること。飲む前に酢納豆も食べれば準備万端です。

おつまみを食べる順番にも、痩せるコツがあります。同じおつまみでも順番一つで太りにくくなるので、ぜひ「痩せる食べ順」を覚えましょう。

まずは、飲む前に酢納豆です。お腹に入れることで食べすぎを防ぐとともに、血糖値の上昇を抑えてくれます。次に、たんぱく質。筋肉をつくり、肝機能を助ける重要な働きがあるので、満腹になる前に必ず食べてください。続いて、糖の吸収を緩やかにする食物繊維。食物繊維を含む食材は口の中をきれいにする直接清掃性食品でもあるので、多めにとって大丈夫です。

以上の食事でお腹を満たしてから、ごはんや麺類などの糖質へ。すると、自然と糖質摂取量が減り、血糖値の急上昇も防げます。最後は口の中を唾液で掃除してくれる間接清掃性食品でシメましょう。

コンビニで手に入る優秀なおつまみ

コンビニでも、選び方次第で太りにくいおつまみが手に入ります。**ポイントは、「高たんぱくな食品」「低糖質な食品」を選ぶこと**です。

まず、高たんぱくな食品なら、肉や魚、卵がメインに使われている総菜。最近見かけるものでは、おつまみ用にシンプルに調理された砂肝やいかなどがあります。塩やスパイスで味つけした蒸し鶏（サラダチキン）も、高たんぱくかつ低糖質。また、意外と使えるのが安価なサバ缶。動物性たんぱく質と一緒に、中性脂肪を減らす働きのあるＥＰＡやＤＨＡまで摂取できるのでコスパも抜群です。

低糖質な食品では、ナッツ類やキムチなどがおすすめ。特にナッツは食物繊維もたんぱく質も豊富。かたいので噛む回数が増え、お酒のおともに理想的です。もちろん、サラダや酢の物などの野菜メインの総菜も太りにくくヘルシー。たんぱく質の代謝を助けるビタミンB群がふんだんなブロッコリー、食物繊維が豊かな海藻類、糖質の代謝を促す作用のあるキノコ類が入っているものを選ぶとよいでしょう。

さらにコンビニのおでんも、実は低糖質で優れたおつまみ。はんぺんやつみれなどの練り物は魚が主原料なので、動物性たんぱく質を摂取できます。

意外と太りにくいおつまみの多いコンビニですが、反対におにぎりや中華まん、菓子パンといった高糖質な食品もたくさんあるので要注意。甘いものや炭水化物メインの食品は避けるようにしましょう。

おつまみは低糖質なものを選ぶ！

高たんぱく・低糖質おつまみ

サバ缶

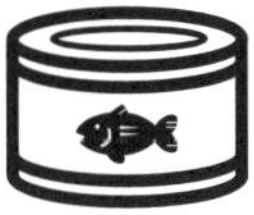

サラダチキン

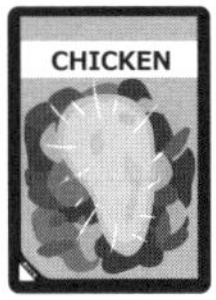

砂肝

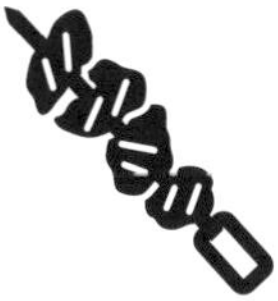

煮卵

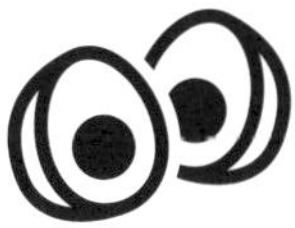

ちくわ

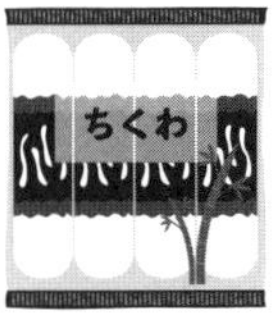

いか

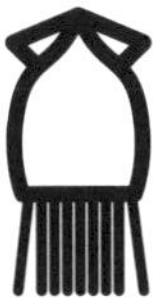

チャーシュー

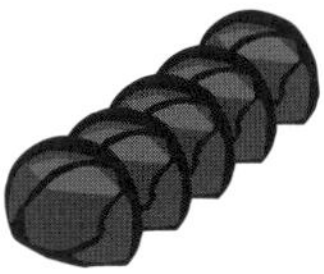

ビーフジャーキー

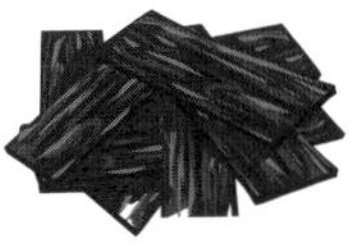

など

食物繊維などが豊富な低糖質おつまみ

ナッツ類

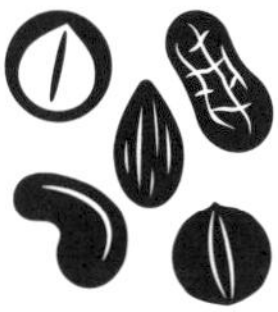

キムチ

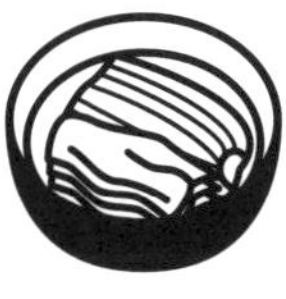

漬物

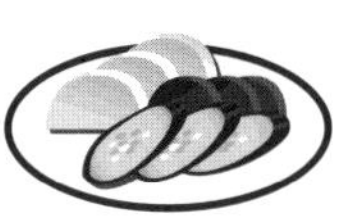

海藻

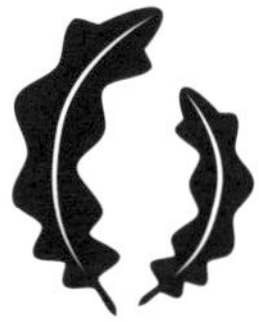

メンマ

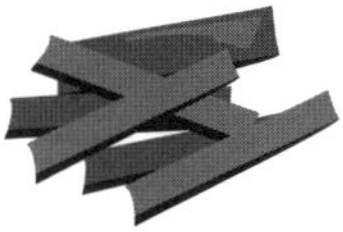

おでん

野菜スティック

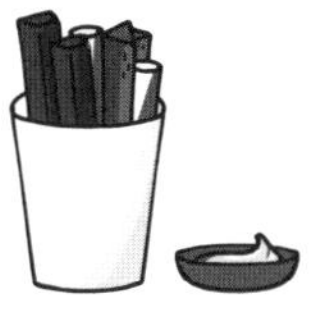

おひたし

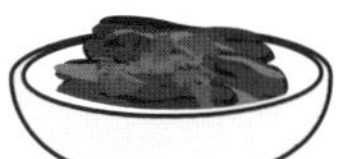

など

甘いおつまみは高カカオチョコレートがベスト

お酒を飲んでいると、甘いものを食べたくなることがあります。そんなとき、おすすめのおつまみがチョコレート。「カロリーが高くて太りそう」と思われがちですが、チョコレートの油脂分に含まれるステアリン酸は体に吸収されにくく、実は太りにくいのです。さらに、チョコレートの中でも、**カカオ含有量が70％以上の高カカオチョコレートなら、様々な健康効果を得られます。**

　チョコレートの主原料であるカカオは、「カカオポリフェノール」と呼ばれる成分が含まれています。そこで注目すべきは、このカカオポリフェノールの効能です。お酒やおつまみに含まれる糖質は、血糖値を急上昇させることで脂肪がつきやすくなりますが、**カカオポリフェノールには食後の急激な血糖値の上昇を抑える働きがあるのです。しかも、カカオはたくさんの食物繊維が含まれているので、糖の吸収を緩やかにする効果もあります。**つけ加えるなら、お酒のおつまみとしてだけでなく、飲む前に高カカオチョコレートをひと口食べる方法も、糖質の影響を抑えるには効果的といえるでしょう。

　そのほか、カカオポリフェノールの抗酸化作用は歯周病の改善や口臭予防にも。口内環境は脂肪肝と繋がりがあるので（P.112参照）、清潔に保つことが痩せるためにも重要です。また、「カカオプロテイン」という難消化性のたんぱく質も含まれており、便秘や腸内環境の改善にも役立ちます。

カカオポリフェノールが脂肪に効く！

ポリフェノールの含有量（食品100gあたり）

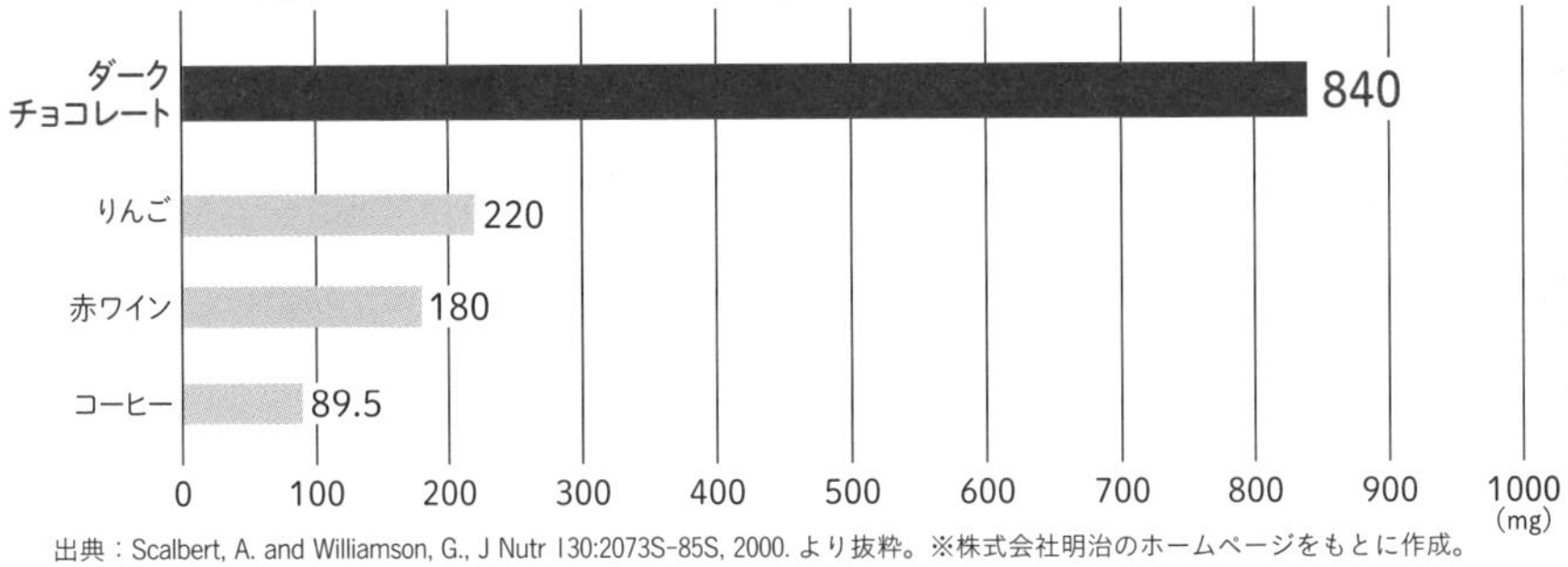

出典：Scalbert, A. and Williamson, G., J Nutr 130:2073S-85S, 2000. より抜粋。※株式会社明治のホームページをもとに作成。

カカオ含有量70%以上のチョコレートがおすすめ

カカオが多く含まれるダークチョコレートのポリフェノール含有量はほかの食材と比べても圧倒的。ポリフェノールがインスリンの働きをよくすることで食後の血糖値上昇を緩やかにし、脂肪の増加を防ぎます。

高カカオチョコレートは健康効果もすごい！

口内環境を改善

- ☑ 歯周病菌を抑制する
- ☑ 歯石をつきにくくする
- ☑ 口内を清潔に保つ
- ☑ 口臭を防ぐ

カカオポリフェノールの抗酸化作用が口内の活性酸素を抑制して歯周病を改善。虫歯や口臭などの口内トラブルにも効果を発揮。

腸内環境を改善

- ☑ 排便の回数が増える
- ☑ 便の色が改善される
- ☑ 便のかさが増える
- ☑ 腸内環境が調整される

難消化性のカカオプロテインは小腸で吸収されず大腸まで届き、便のかさを増して便秘解消に。腸内細菌のエサになり腸内環境も改善。

シメのラーメンが食べたくなったら味噌汁か緑茶を飲んでみよう

シメにラーメンが食べたくなる理由

理由①
麺に含まれる糖質

お酒を飲むとアルコール分解を優先し、糖質の代謝が遅れ、エネルギーを補おうとして体が糖質を欲するように。

理由②
スープに含まれる塩分

アルコールによる利尿作用で、多くの水分とナトリウム（塩分）を排出。そのため、塩分の多いスープが飲みたくなる。

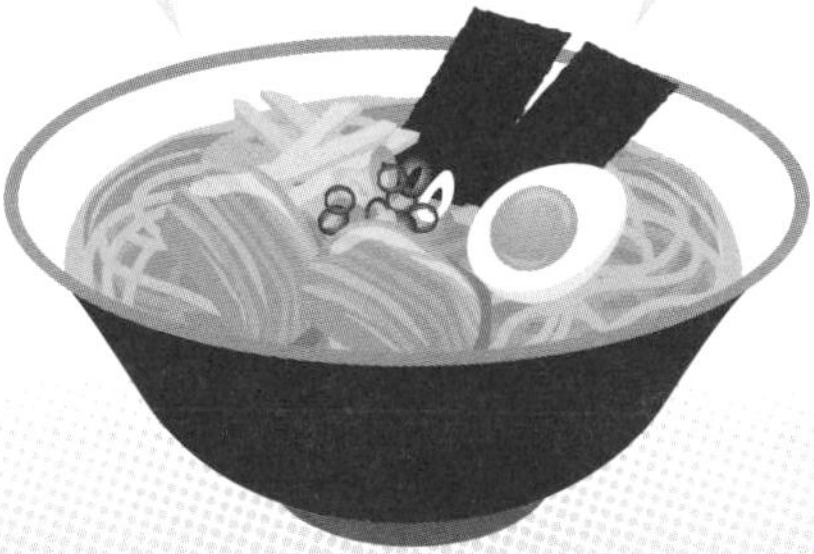

お酒を飲んだ後、お腹もいっぱいなのに、ラーメンを無性に食べたくなる経験があるのではないでしょうか。これには、きちんとした理由があります。

お酒を飲んだときの肝臓は、アルコールの分解を優先して糖質の代謝が後まわしになります。そのため、**体のエネルギー源となるブドウ糖への分解が遅くなり、低血糖気味に。すると、体がエネルギー不足と感じて糖質を欲します。**また、アルコールによる利尿作用も理由の1つ。お酒を飲むと、尿として水分やナトリウムが通常より多く排出されます。そこで、**体は不足分を補お**

ラーメンの代わりに味噌汁や緑茶でシメよう!

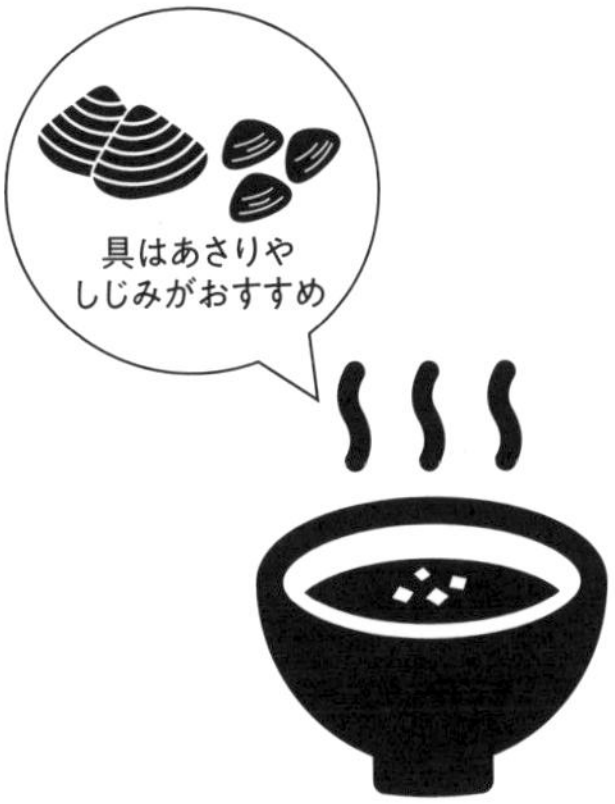

味噌汁で水分と塩分を補給

発酵食品の味噌はアミノ酸やビタミンが豊富。あさりやしじみを入れた味噌汁なら肝臓にも優しく、健康的に塩分、水分を補給できる。

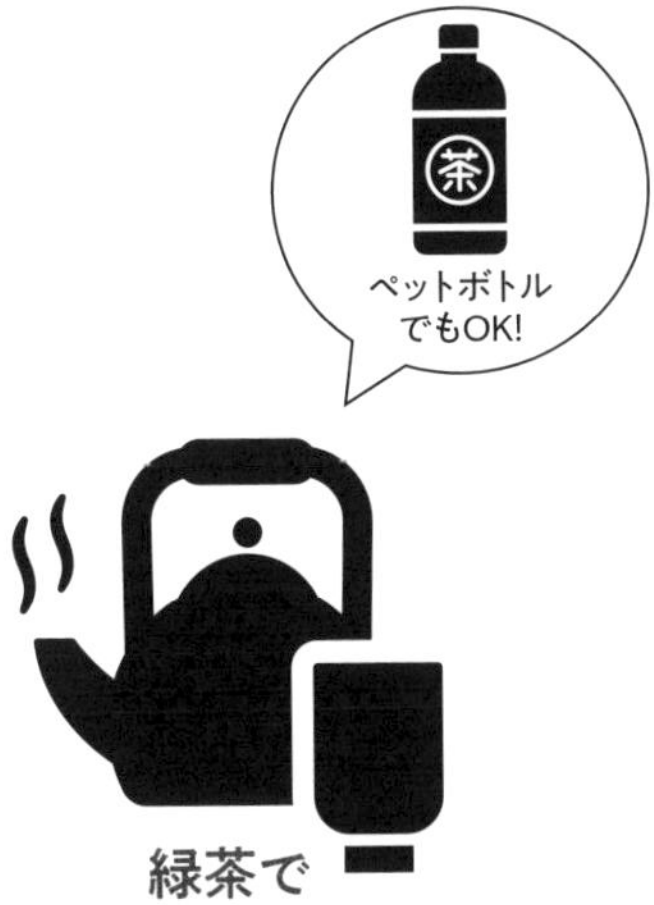

緑茶で血糖値の急上昇を抑制

緑茶のカテキンには、血糖値の急上昇を抑える効果が。シメに飲めば、カテキンの渋味がアルコールによる食欲増進を抑制してくれる。

うと、条件に適しているラーメンを求めてしまうのです。

つまり、シメにラーメンを食べたくなるのは、失った栄養素を体が欲しているからです。けれども、高糖質なラーメンを夜に食べれば太るのは当たり前。そこで、ラーメンの代わりに味噌汁、もしくは緑茶でシメることをおすすめします。

味噌汁は水分も塩分も補える上、アミノ酸やビタミンなどの栄養成分が豊富。具材も入るので、さらに栄養素を摂取できて効率的です。特にタウリンを多く含むあさりやしじみなどの貝類を具材にすると、肝機能が高まり二日酔い防止にもなります。加えて、**血糖値の急上昇を防ぐ緑茶も、お酒の後の口直しにうってつけ。**カテキンの渋味で満腹感を実感でき、アルコールによる食欲増進も抑えてくれます。

の口内環境が
せるかを分ける

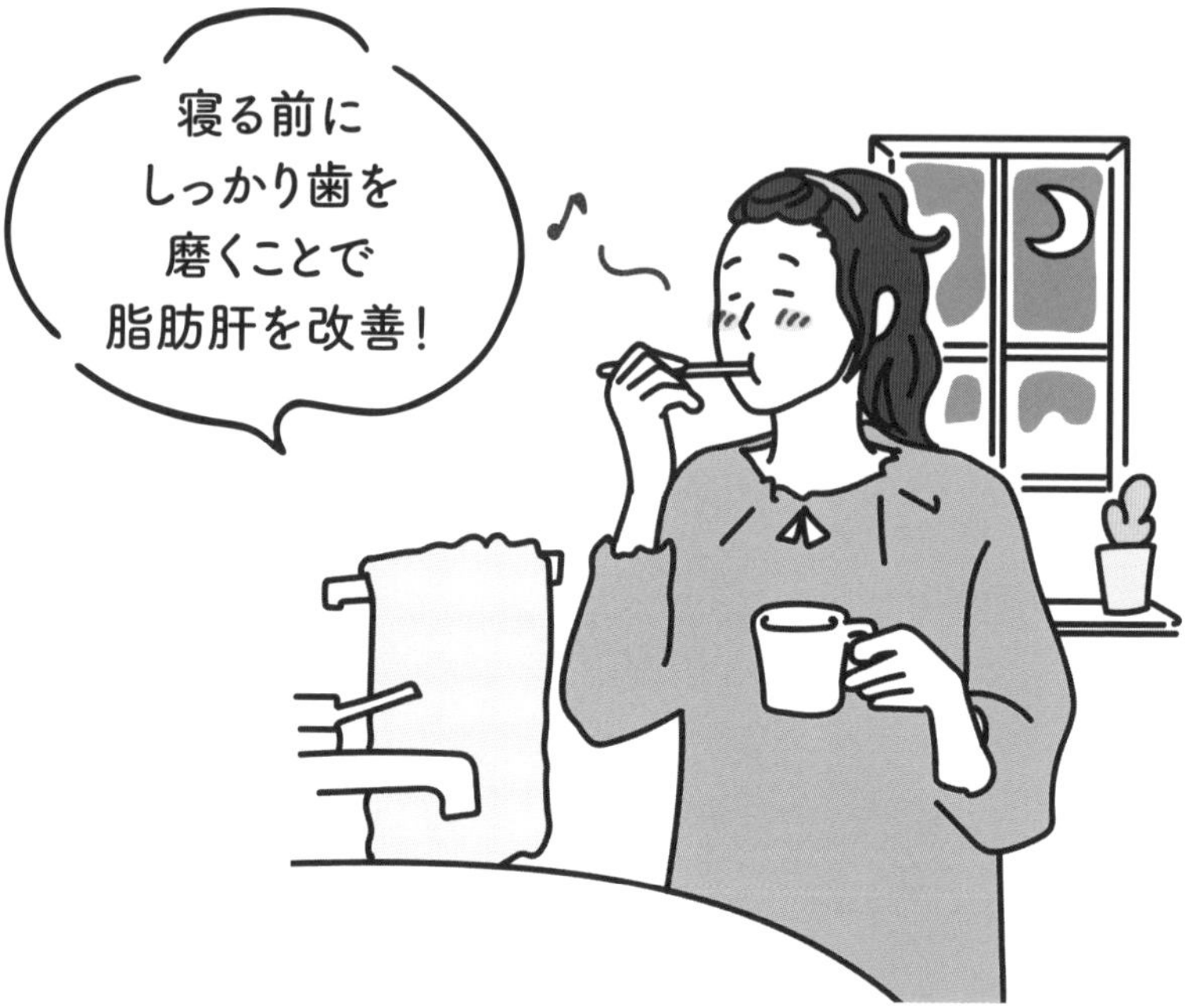

お酒を飲んだ後の口の中は最悪の状態。放置すると口内環境が悪化して、痩せられない一因にもなります。意外かもしれませんが、口の中と体は密接に繋がっているのです。飲酒後は特に、念入りな口内ケアを行いましょう。

PART

5

飲んだ後太るか痩

監修：栗原丈徳

お酒を飲んだ後の口はヤバい状態

お酒を飲むと口内環境が悪化する理由

お酒を飲んで酔っ払う

↓

利尿作用で体が水分不足になり唾液の分泌量も減少

↓

口の中が汚いまま寝てしまう

↓

口内環境が悪化し歯周病などのリスクが高まる

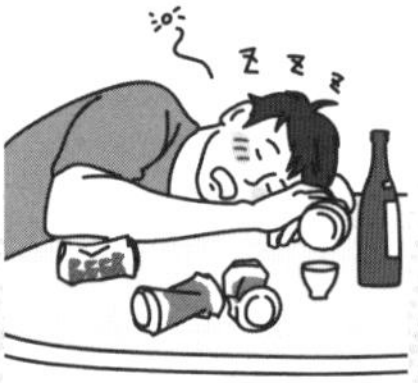

酔ったまま寝てしまい朝を迎える。お酒を飲む人なら経験したことがあると思いますが、この行為が口内環境にとって大打撃。歯磨きもせず口が汚いまま寝ると、口の中の細菌が睡眠中に繁殖。またアルコールの利尿作用が招く脱水状態によって、唾液の分泌量が減ることも、口内環境を悪化させる要因の１つです。

なかでも、リスクが高まるのが歯周病。細菌の塊（プラーク）が原因で発生する歯周病菌に感染し、歯茎に炎症が起きて歯周組織が破壊される病気で、放置すると脂肪肝などの疾患に繋がってしまいます。

歯周病かどうかチェックしてみよう！

まずは、自分が歯周病にかかっているかどうかを確認してみましょう。1個でもあてはまれば歯周病の可能性あり。全くあてはまらなくても油断は禁物。歯周病は無症状で進むこともあるので歯科検診は欠かさずに！

- ❑ 口臭を指摘された・自分で気になる
- ❑ 朝起きたら口の中がネバネバする
- ❑ 歯磨き後、歯ブラシに血がついたり、すすいだ水に血が混じることがある
- ❑ 歯茎（歯肉）が赤く腫れてきた
- ❑ 歯茎（歯肉）が下がり、歯が長くなった気がする
- ❑ 歯茎（歯肉）を押すと血や膿が出る
- ❑ 歯と歯の間に、ものが詰まりやすい
- ❑ 歯が浮いたような気がする
- ❑ 歯並びが変わった気がする
- ❑ 歯が揺れる気がする

【チェックが1～3個の場合】
歯周病の可能性があるため、軽度のうちに治療を受けましょう。

【チェックが4個以上の場合】
中等度以上に歯周病が進行している可能性があります。
早期に歯周病の治療を受けましょう。

【チェックがない場合】
チェックがない場合でも歯周病は無症状で進行することがあるため、1年に1回は歯科検診を受けましょう。

出典：日本臨床歯周病学会ホームページ『歯周病のセルフチェック』をもとに作成、一部改変

歯周病が悪化すると肝臓に脂肪がつく理由

歯周病になると、脂肪肝のリスクまでが高まります。口内環境と肝臓、一見無関係に思えますが、実は歯周病が進むと肝臓に脂肪がたまりやすくなるメカニズムが存在します。

歯周病菌が口の中で増殖し体内に侵入すると、免疫系の細胞から「炎症性サイトカイン」という物質がつくられます。この炎症性サイトカインは、細菌やウイルスの侵入から体を守るため、様々な炎症反応を起こす働きを持っています。しかし、**炎症性サイトカインはインスリンの働きを阻害する作用もあり、これが脂肪肝を招く原因になるのです。**

インスリンはすい臓から分泌されるホルモンの一種で、肝臓にブドウ糖をとり込ませることで血糖値を一定に保つ重要な働きを担っています。通常ならば、血液中にブドウ糖が増えると肝臓へ送られ、さらに肝臓から必要に応じて体の各所へ運ばれた後、エネルギーとして消費されます。ところが、**炎症性サイトカインによってインスリンの働きが妨げられると、肝臓がブドウ糖をとり込めなくなり、血糖値が上昇してしまいます。**

血糖値が高い状態が続くと、肝臓に脂肪がたまりやすくなり、徐々に脂肪肝へと進行します。脂肪肝になると肝機能が低下し、どんなにダイエットをしても痩せられなくなるのは先に述べた通り。ですから、口内環境を清潔に保つのは脂肪肝を防ぎ、ひいては痩せることにも繋がっていくのです。

炎症性サイトカインが肝臓に脂肪をためる

歯周病から脂肪肝へと繋がる発端は、増殖した歯周病菌によって発生する炎症性サイトカイン。この物質によってインスリンの働きが低下し、血糖値が上昇することで脂肪肝を進行させてしまいます。

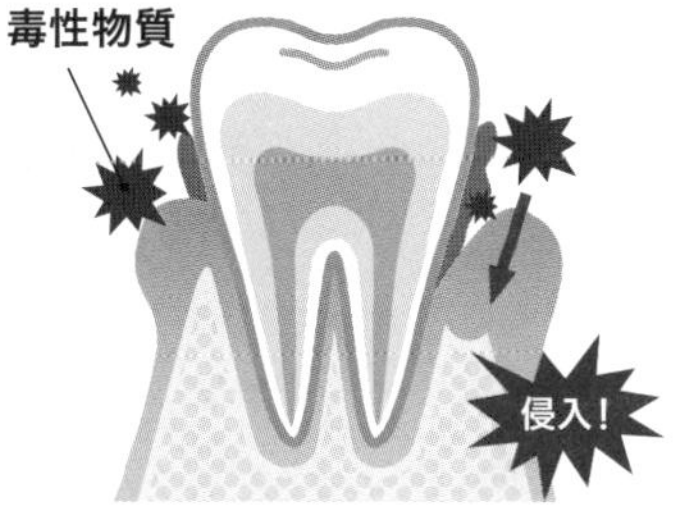

歯周病によって発生した毒性物質が血管から侵入

歯周病を引き起こす歯周病菌はLPS（リポ多糖体）という毒性物質を生み、それが血管から侵入。

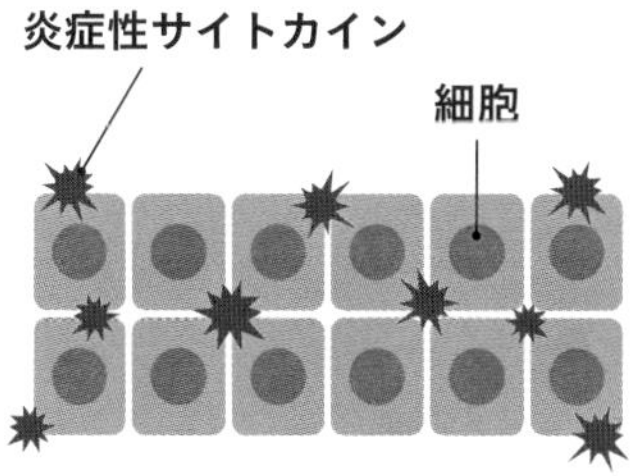

免疫系の細胞から「炎症性サイトカイン」が産生

毒性物質に免疫系の細胞が反応して、体を守るために炎症性サイトカインを分泌。

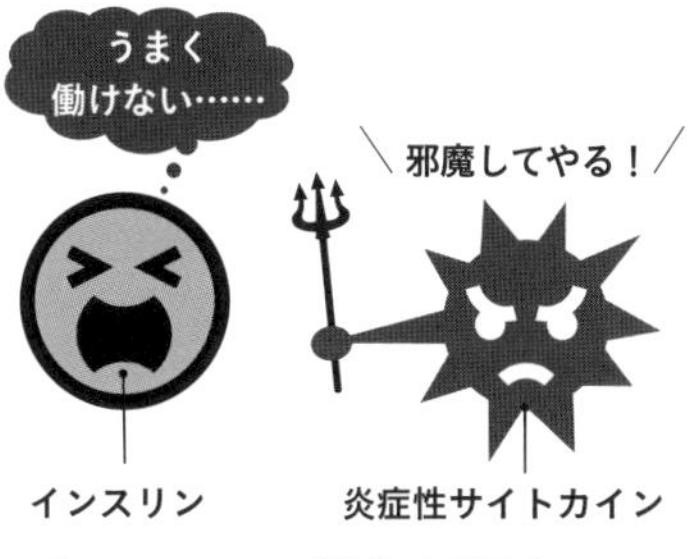

インスリンの働きを阻害して血糖値を上昇させる

炎症性サイトカインは体に炎症を起こすだけでなく、インスリンの働きを阻害。結果、血糖値が上昇。

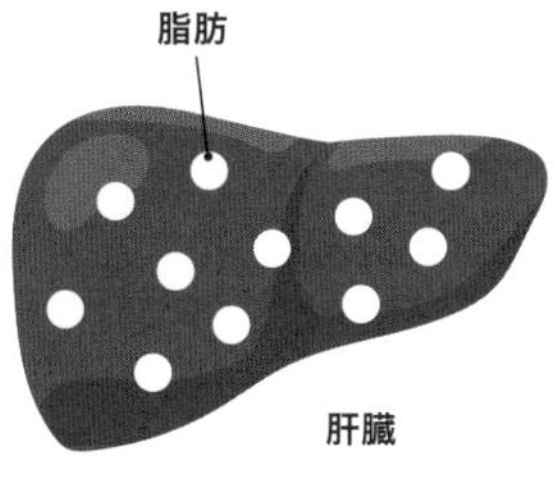

肝臓に脂肪がたまり脂肪肝になってしまう

糖のコントロールができなくなり、血糖値が上昇。それによって肝臓に脂肪がたまり、脂肪肝が進行。

口の中が汚いと様々な病気の原因に

歯周病菌がもたらすトラブル

糖尿病

歯周病菌の侵入で発生する炎症性サイトカインにより、インスリンの働きが阻害。糖尿病の発症・悪化を招く。

呼吸器系疾患

歯周病菌が誤って気管から肺に入ることで、誤嚥《ごえん》性肺炎や慢性閉塞性肺疾患などの呼吸器系疾患に。

虚血性心疾患・脳梗塞

歯周病菌が心臓や脳の近くの血管壁に流れつきプラークを形成。動脈硬化の状態になり発症リスクが高まる。

認知症

アルツハイマー型認知症の発症を促すとされるたんぱく質「アミロイドβ」の増加に歯周病菌が関与。

サルコペニア

マウス実験で、歯周病菌によって骨格筋の代謝異常が起き、筋肉量の減少（サルコペニア）に繋がると判明。

骨粗しょう症

歯周病菌によって発生する物質が骨の代謝を阻害。また、歯を失うことによる消化・吸収力の低下も一因。

歯周病は脂肪肝だけでなく、心臓病、脳梗塞、認知症などの深刻な病気とも関連しています。その原因となるのが、歯周病菌をはじめとする口腔内細菌。これらの細菌が、2つのルートをたどって全身に侵入することで起こります。

1つ目のルートが、歯周ポケット内。細菌によって炎症が起き、歯茎が破壊された溝のことで、すぐ腫れたり簡単に出血したりします。このとき、**傷ついた歯茎の毛細血管から歯周病菌が侵入し、血液とともに全身を巡っていきます。**

2つ目は、細菌が唾液や食べ物に混じっ

歯周病菌は食べ物と一緒に体内へ侵入する!?

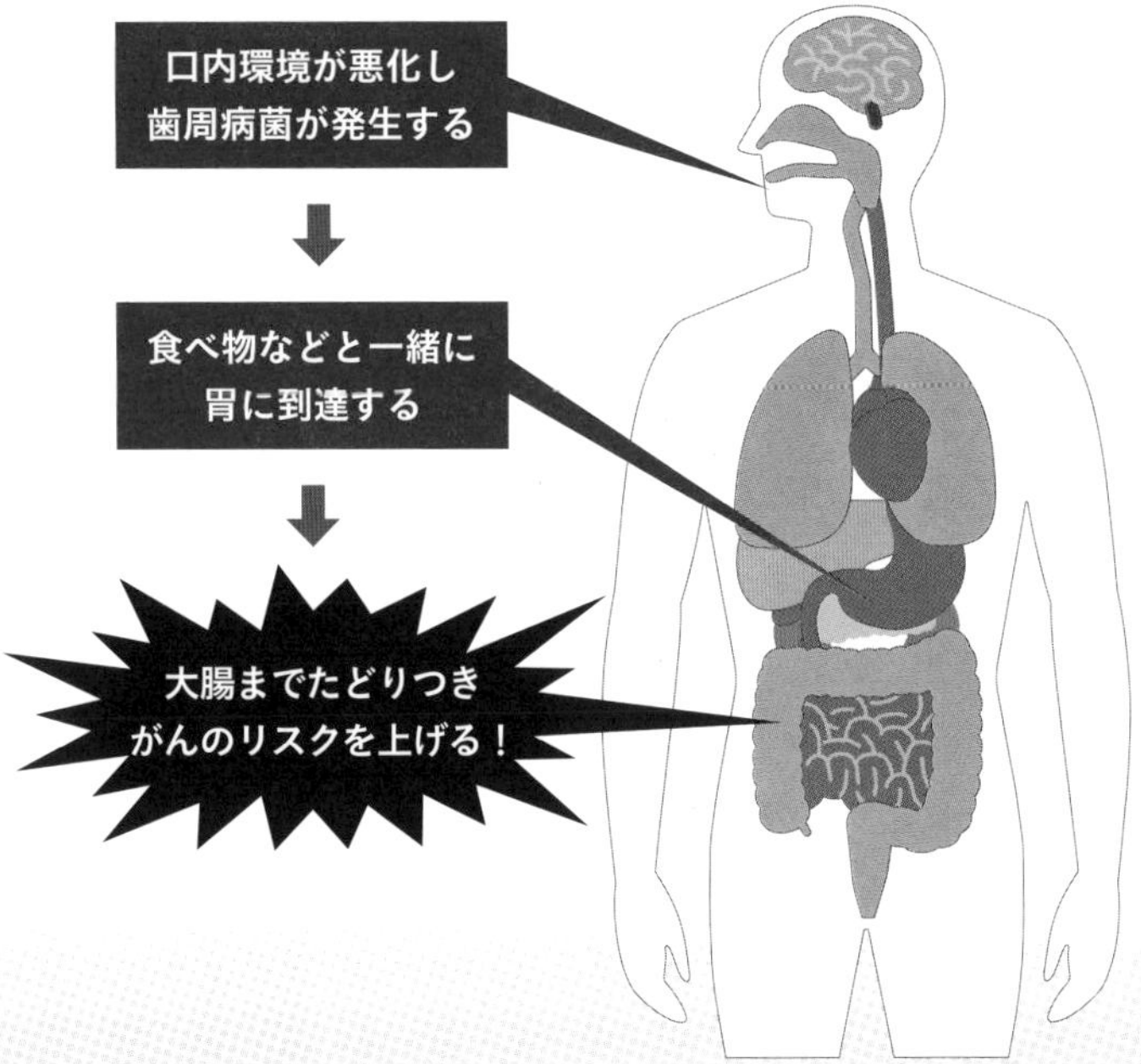

て腸まで到達するルート。多くの口腔内細菌は飲み込んでも胃酸により死滅しますが、一部が生き残って腸へ侵入。有害細菌の比率が高まり、腸内環境のバランスが崩れて免疫力の低下を招くことがあります。

また、歯周病菌と全身疾患の関連で近年、懸念されているのが「がんのリスク」。歯周病菌が大腸まで到達すると、大腸がんやすい臓がん、食道がん、胃がんなどになる可能性が指摘されています。実際、海外の論文では、「歯周病がある人はない人と比べて、食道がんで43%、胃がんで52%発症リスクが高まる」との報告も。

ほかにも、誤嚥《ごえん》で歯周病菌が気管に入って重度の呼吸器系疾患にかかったり、血管内に侵入して動脈硬化をもたらしたりと、口の中の細菌が全身に及ぼす影響が、次々とわかってきています。

お酒を飲んだ後の体は超脱水状態

お酒を飲むほど体の水分が失われる!?

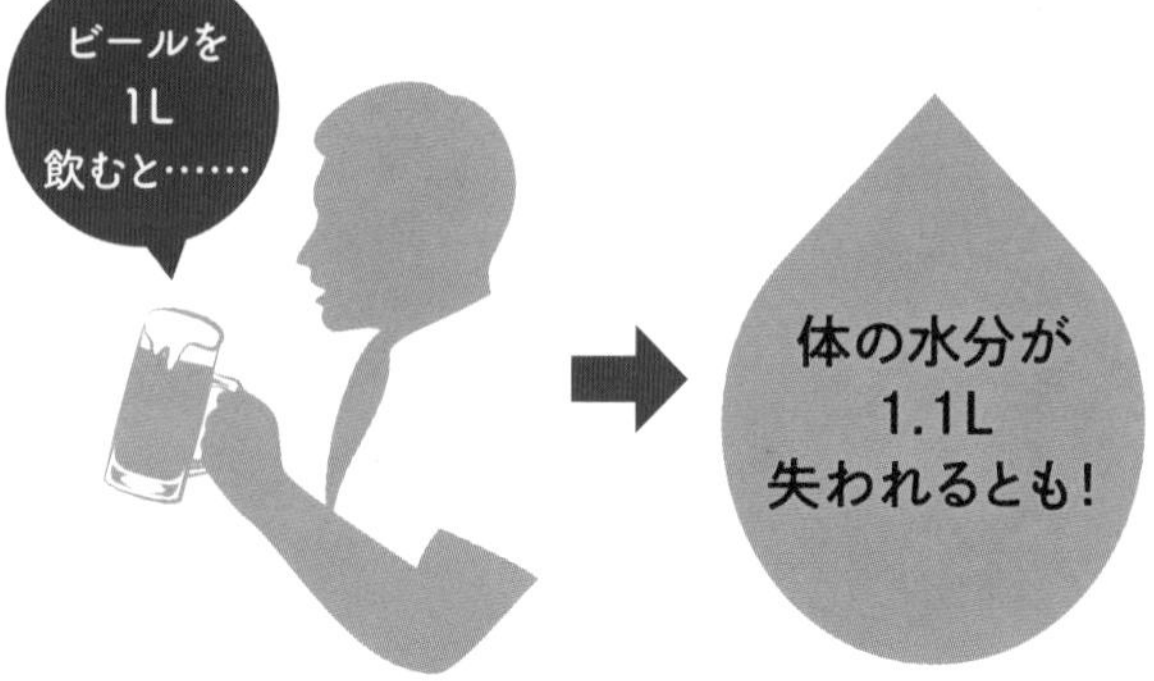

水分が足りないと二日酔いの原因にもなる!

二日酔いはアルコール分解の際に発生するアセトアルデヒドという有毒物質が原因。体が脱水状態だと、このアセトアルデヒドをスムーズに尿から排出できず、二日酔いになりやすくなります。

お酒は飲めば飲むほど体の水分が失われます。なぜかというと、アルコールに利尿作用があるから。**通常、体内の水分量は一定に保たれていますが、利尿作用によってバランスが崩れると、脱水症状を招きやすくします。**特にビールの利尿作用は強力で、ビールを1L飲むと1・1Lの水分が失われるとも。つまり、お酒を飲んだ以上に尿として排出され、体の水分量が不足すると脱水症状を起こし、喉が渇いて口の中も乾燥状態になります。

また、**アルコールには筋肉の緊張を解きほぐす作用もあります。**酔ったまま就寝す

乾燥によって口の中はひどい状態に

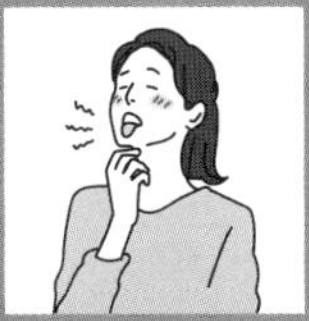

脱水症状によって口の中の水分が失われる

アルコールの利尿作用によって全身が脱水状態になることで、口の中の水分が失われる。

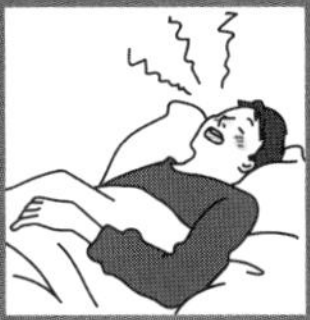

筋肉が弛緩し睡眠中に口が開く

飲酒後にすぐ寝てしまうと筋肉が緩んで口が開いてしまう。結果、口内が乾いてカラカラに。

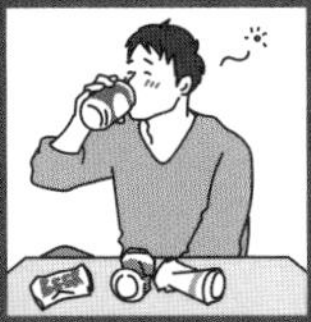

噛む回数が減り唾液の分泌量が減少

飲酒のときは基本的に食事量が少なくなるため食べ物を噛む回数が減り、唾液量も減少する。

ると睡眠中に口が開いてしまい、口の中が乾燥してカラカラ状態に。このとき、喉の筋肉が緩みすぎると気道が狭くなり、いびきまでもかきやすくなるのです。

もう１つ、口の中の乾燥を悪化させる原因があります。それは、食事の際の咀嚼《そしゃく》回数です。**お酒を飲むときは、食べるものがおつまみ程度のことが多いので、噛む回数も自然と減少。すると、唾液の分泌量も減って、口の中が乾いてしまいます。**

このように、お酒を飲むと口の中は乾きがちに。乾燥していると細菌が繁殖しやすくなり、口内環境の悪化に直結するので要注意。歯周病などのトラブルは、脂肪肝とも深い繋がりがあるからです（P.１１２参照）。乾燥を防ぐためにも、飲酒の際は合間に水を飲みましょう。また、寝る前にも必ず水を飲むようにしてください。

舌磨きは100%必要

舌をケアしなければ始まらない

一番細菌が繁殖しやすいのは舌の上

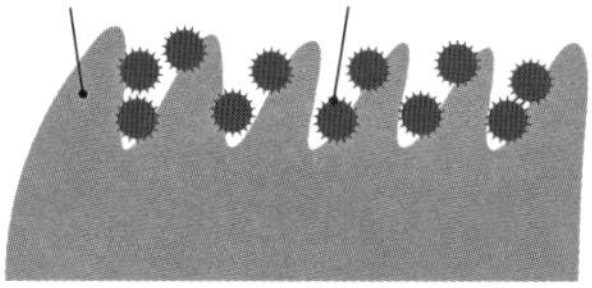

舌断面の拡大図

舌の細かい凹凸に汚れがたまりやすい!

舌の表面には突起がびっしり並び、凹凸の絨毯構造。溝に食べカスなどの汚れが付着し細菌が繁殖しやすい。

舌の状態で体調もわかる!

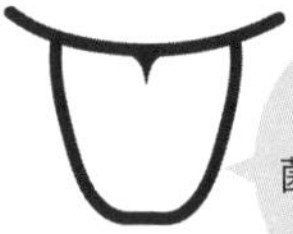

きれいな舌

健康な舌は細菌も少なくきれいなピンク色

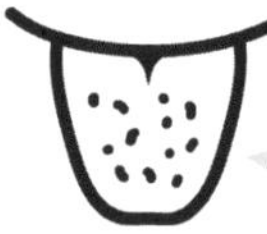

舌苔が付着

口内が乾燥し細菌が増えてしまう

これまでの説明で、口内環境の大切さが理解できたと思います。ただ、アルコールが入るとどうしても眠くなり、歯磨きが面倒になる人もいるでしょう。しかし、口の中が汚れたまま寝るのは絶対に避けてください。飲酒後は特に、口内が乾き細菌が増えやすくなっているので、就寝前に必ず歯磨きを。また、舌磨きを習慣にすることもおすすめします。

なぜかというと、舌の上は最も細菌が繁殖しやすい部位だから。表面に舌乳頭《ぜっにゅうとう》と呼ばれる突起が無数にあり、凹凸状のため食べカスが付着しやすく、歯周病菌などの細

舌磨きの正しいやり方

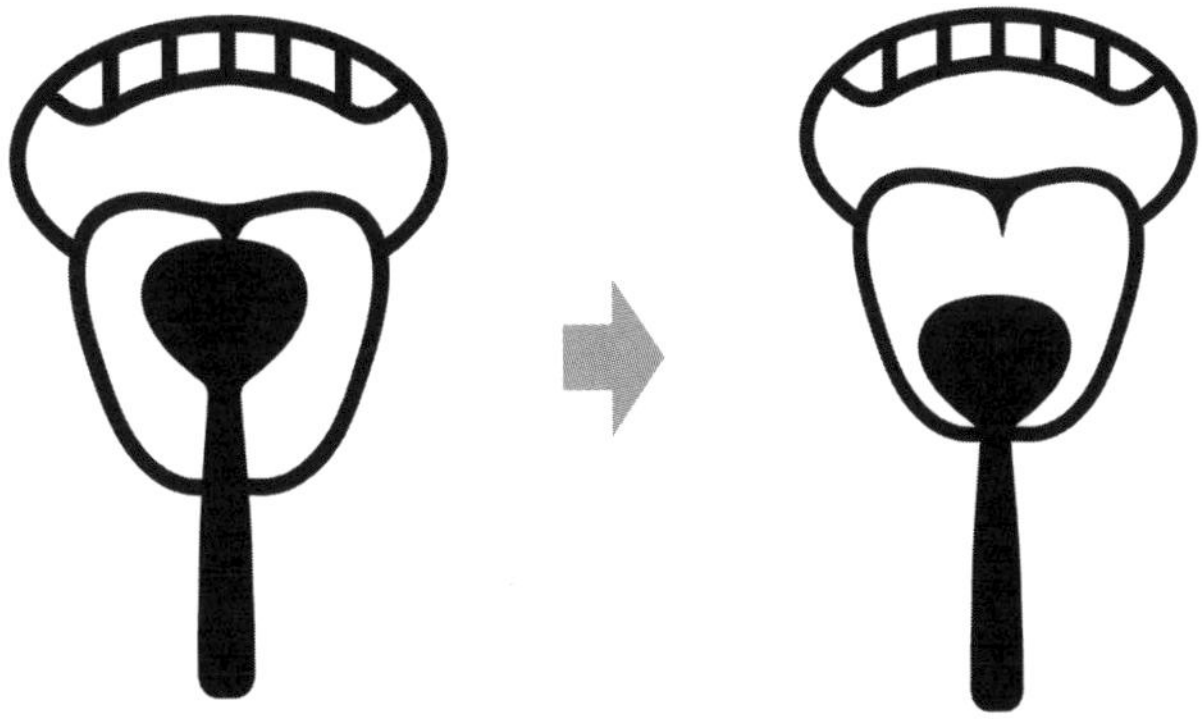

舌磨きのポイント

- ▶1日1回行う。
- ▶舌を思い切り前に出す。
- ▶ブラシタイプやヘラタイプなど、専用の「舌ブラシ」を使う。
- ▶ごしごしこすらず、優しくなでるように行う。
- ▶ブラシは必ず、奥から手前へ動かす。

菌が繁殖するには絶好の環境。ケアをせずに放置していると、細菌の塊でもある「舌《ぜっ》苔《たい》」が舌表面を覆ってしまいます。口臭の原因にもなるので、細菌がたまらないよう舌磨きを習慣づけたいものです。

頻度は1日1回、歯磨きと併わせて行うだけでOK。舌はとてもデリケートなので、歯ブラシではなく専用の「舌ブラシ」を使ってください。磨き方は、ごしごし磨かず、優しくなでるようにこすること。舌を前に出して、必ず奥から手前の方向にブラシを動かし、鏡で舌苔を確認しながら行うとよいでしょう。

舌は健康のバロメーターともいいます。もし舌苔が付着していたら、体のどこかが不調をきたしているサインかもしれません。毎日、舌をチェックすることで、体調の変化を知るきっかけにもなります。

口の中を清潔に保つだけじゃない！唾液の健康効果

そもそも唾液ってどんなもの？

唾液の中身

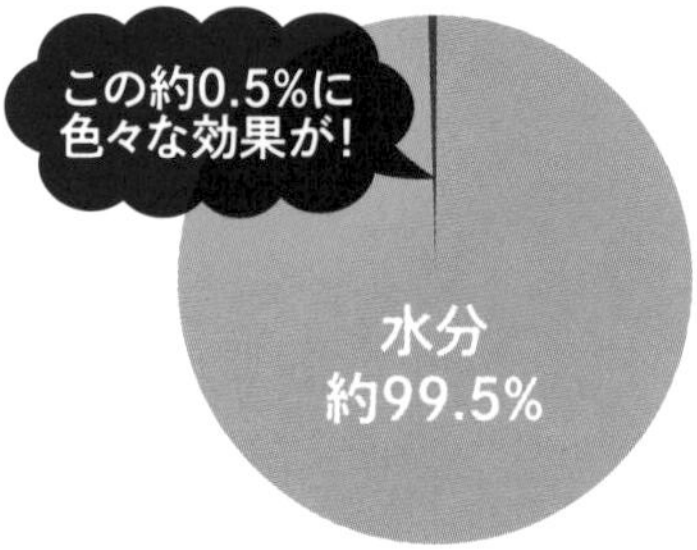

唾液の特徴

- 成人の分泌量は1日あたり1.0～1.5Lほど。
- 唾液には、常に分泌されている「安静時唾液」と、食事などの刺激によって分泌される「刺激唾液」がある。
- 主に「耳下腺《じかせん》」「顎下腺《がっかせん》」「舌下腺《ぜっかせん》」の3カ所から分泌されている。

唾液が不足すると様々な問題が！

唾液の効果		不足によって起こるトラブル
細菌の繁殖を防ぐ	➡	歯周病や虫歯などのリスクが高まる
食べ物を飲み込みやすくする	➡	食べ物が飲み込みにくくなる
味蕾《みらい》に味を届ける	➡	味が感じにくくなる
歯のエナメル質を保護する	➡	虫歯のリスクが高まる
胃酸を中和する	➡	食道や喉の粘膜を傷める

ドライマウスかどうかチェックしよう！

唾液の分泌量が減って口の中が乾いた状態になるドライマウス。この状態では口の中を清潔に保てないので、対策が必要です。まずは自分がドライマウスかどうかを確認しておきましょう。

- ❑ 口の中がネバつく
- ❑ 口臭が気になる
- ❑ 舌苔が多い
- ❑ ろれつが回りにくい
- ❑ パサパサした食べ物が飲み込みにくい
- ❑ 舌がピリピリする
- ❑ 喉がイガイガする
- ❑ よく口内炎ができる
- ❑ いつも口が開いていて口呼吸をしている
- ❑ 口紅が歯につく

／ 対策をすれば唾液の量は増やすことができる！ ＼

唾液がどんな成分でできているのか、ご存じでしょうか。実は約99・5％が水分。残りの約0・5％が抗菌物質や免疫物質などの成分で、それらが口内環境を整える重要な役割を果たしています。また、**唾液には常時分泌する「安静時唾液」と、食事などの刺激で分泌される「刺激唾液」があるのも特徴。**前者は口の中を潤して粘膜を保護したり、細菌の繁殖を防ぐ働き、後者は食べ物を飲み込みやすくしたり、消化・吸収を促進する働きというように、複数の役割を担っているのです。

唾液の分泌量が減って口の中が乾燥した状態になることを「ドライマウス」といいますが、これは口内環境を悪化させる最大の要因。**ドライマウスを放置すると、細菌が繁殖したり、口臭が強くなったりと、様々なトラブルを生じさせます。**

毎晩、就寝前に行う 1分間の唾液腺マッサージ

3つの唾液腺

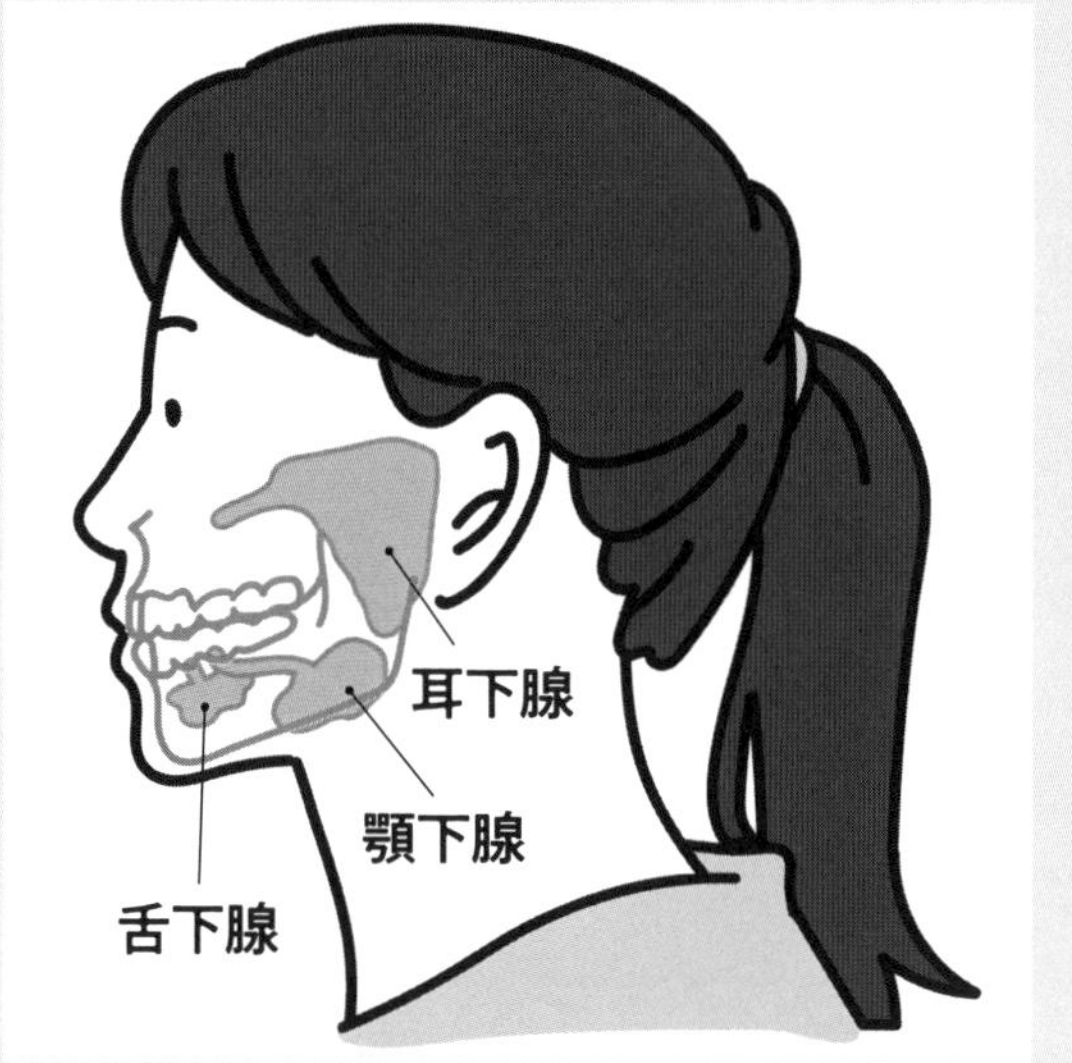

ドライマウス対策としておすすめなのが「唾液腺マッサージ」。唾液腺とは唾液を分泌する器官で、「耳下腺」「顎下腺」「舌下腺」の主に3つがあります。これらの唾液腺を外側から押すように刺激することで、唾液の分泌を促すことができます。

この**唾液腺マッサージは、1日1回就寝前に行うのが一番効果的。なぜなら、唾液の分泌量は睡眠中に最も低下するから**です。毎晩行うよう習慣づければ、ドライマウスは劇的に改善するし、口内環境にもよい変化があらわれます。たった1分でできる手軽なマッサージなので、就寝前以外にも口の乾きがひどいとき、口の中がネバつくとき、食事前など、こまめに試してみるのもよいでしょう。

1分でできる唾液腺マッサージ

口内が最も乾きやすいのが睡眠中。1分でできる簡単なマッサージですが、就寝前に毎晩行うことで口内環境は劇的に変化します。ドライマウスの人は、食事前に行うのもよいでしょう。

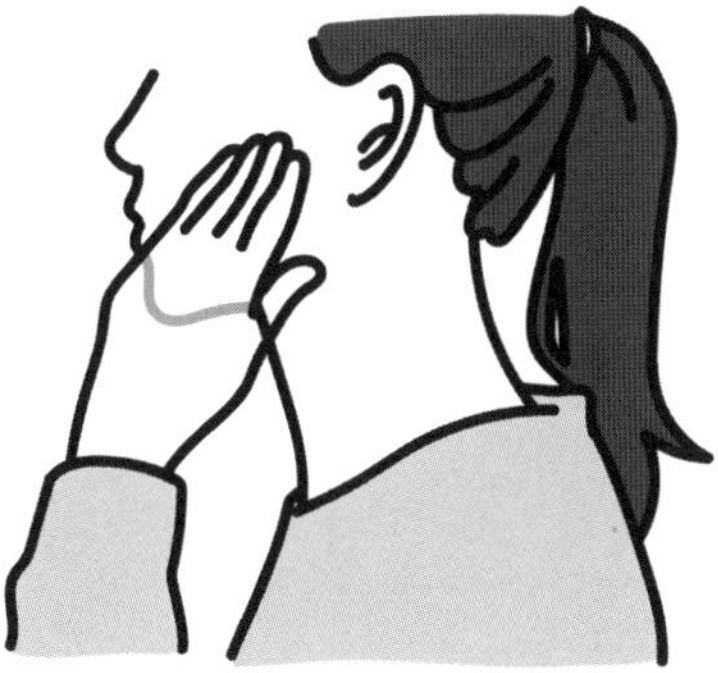

耳下腺マッサージ

左右の耳たぶより少し前あたりに指をあて、前方に向かって円を描くように押す。これを10回繰り返す。

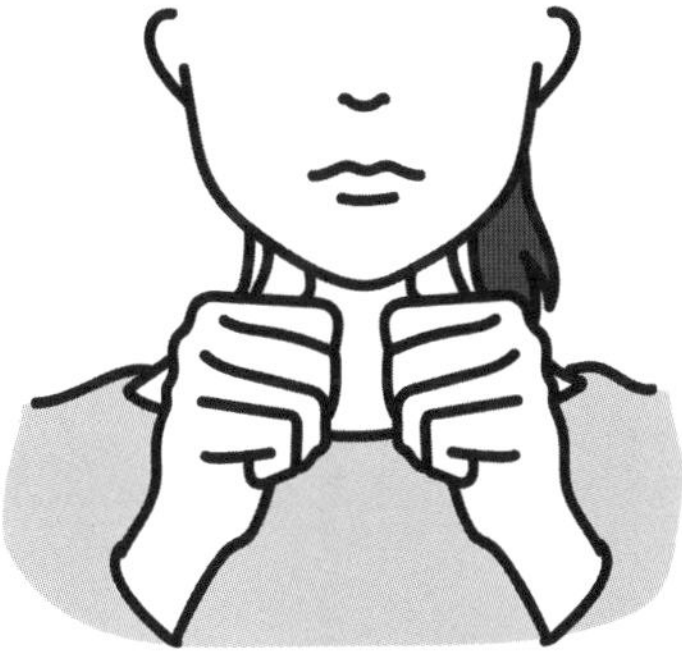

舌下腺マッサージ

顎の先の尖った部分の内側に両手の親指をあて、ゆっくりと下から10回押し上げる。

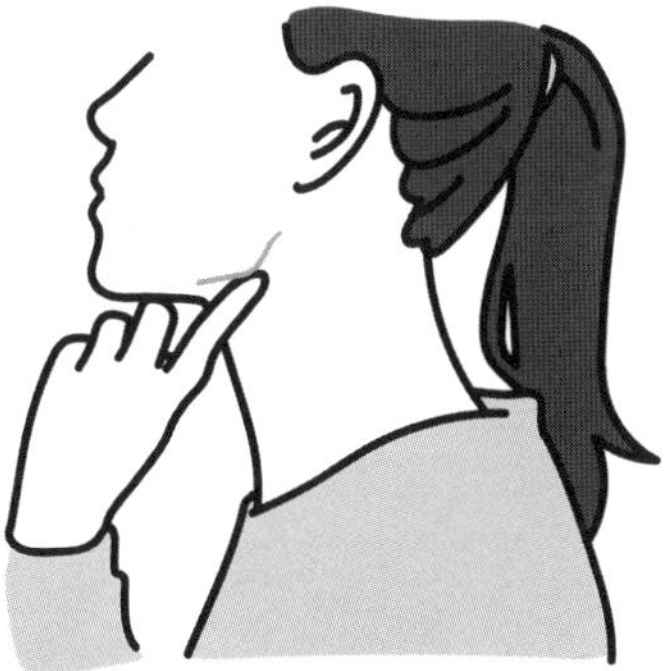

顎下腺マッサージ

左右の顎のラインのくぼみ（顎の骨の内側）に沿って、上から下に3～4カ所ほど両手の人差し指で5回ずつ押す。

増やす！痩せる舌トレ

体と同様に舌も意識的に動かすことで舌の筋肉を鍛えられます。

① 思い切り出す

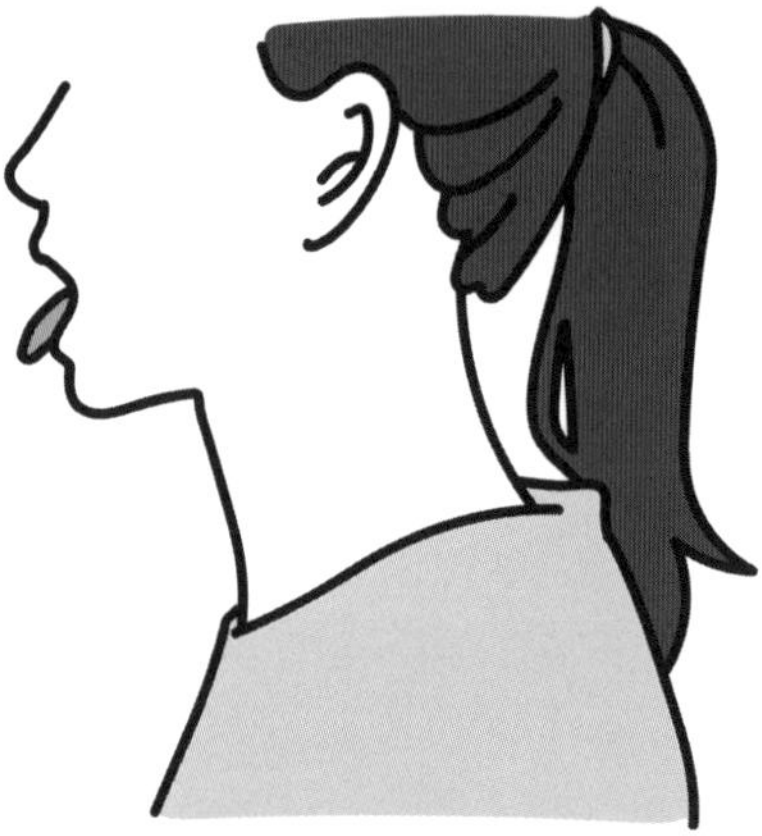

ゆっくり
3回

舌を思い切り出し、一度引っ込めてからもう一度出す。これを3回繰り返す。

② 左右に動かす

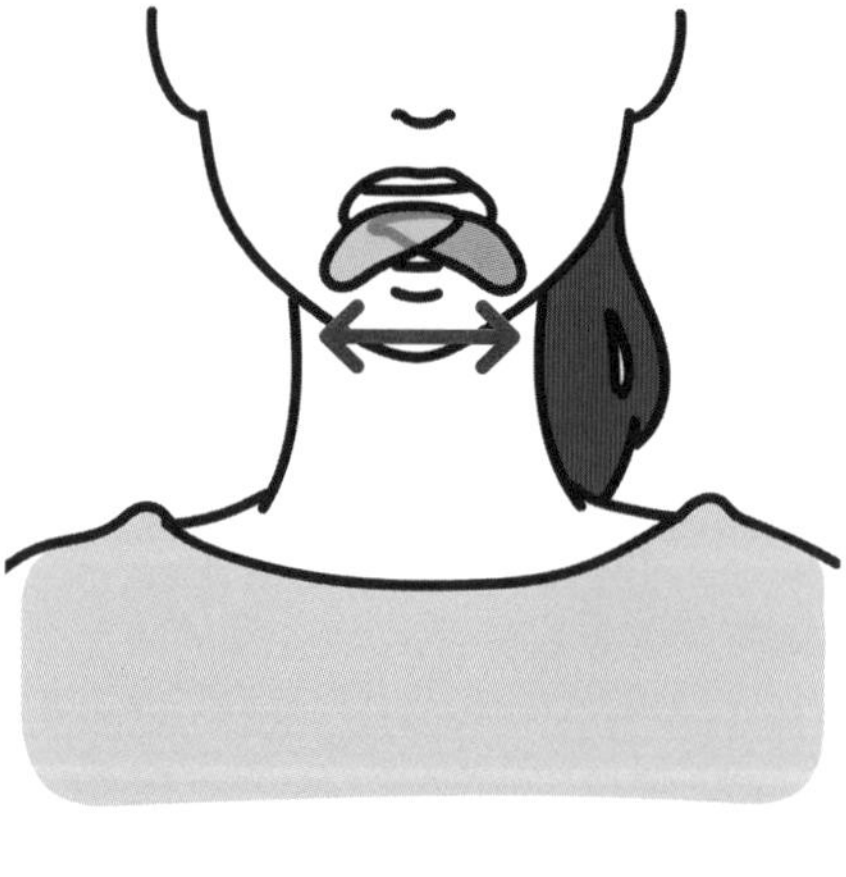

ゆっくり
3回

舌を前に出してから、左右に動かす。これを3回繰り返す。

嬉しい小顔効果も!

舌を鍛えて唾液量を

舌の動きがよくなれば、口内が活性化され唾液量もアップ。

③ 口のまわりをぐるりと動かす

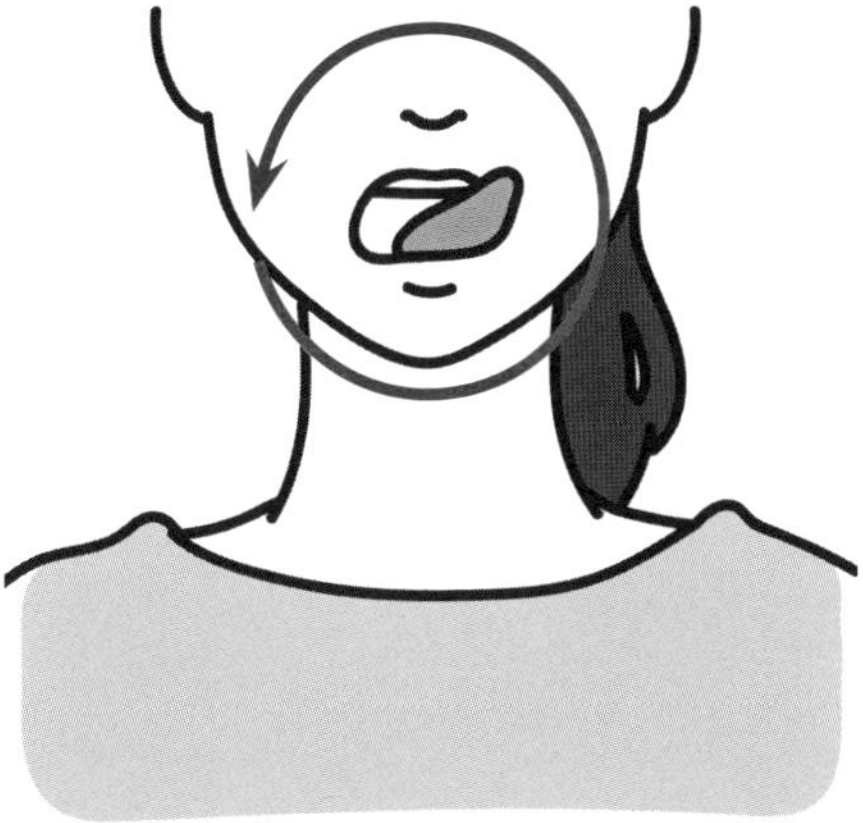

ゆっくり
左右各
3回

唇を舐めるように口の周りに沿って舌をぐるりと回す。これを左右各3回繰り返す。

④ 口を閉じてぐるりと動かす

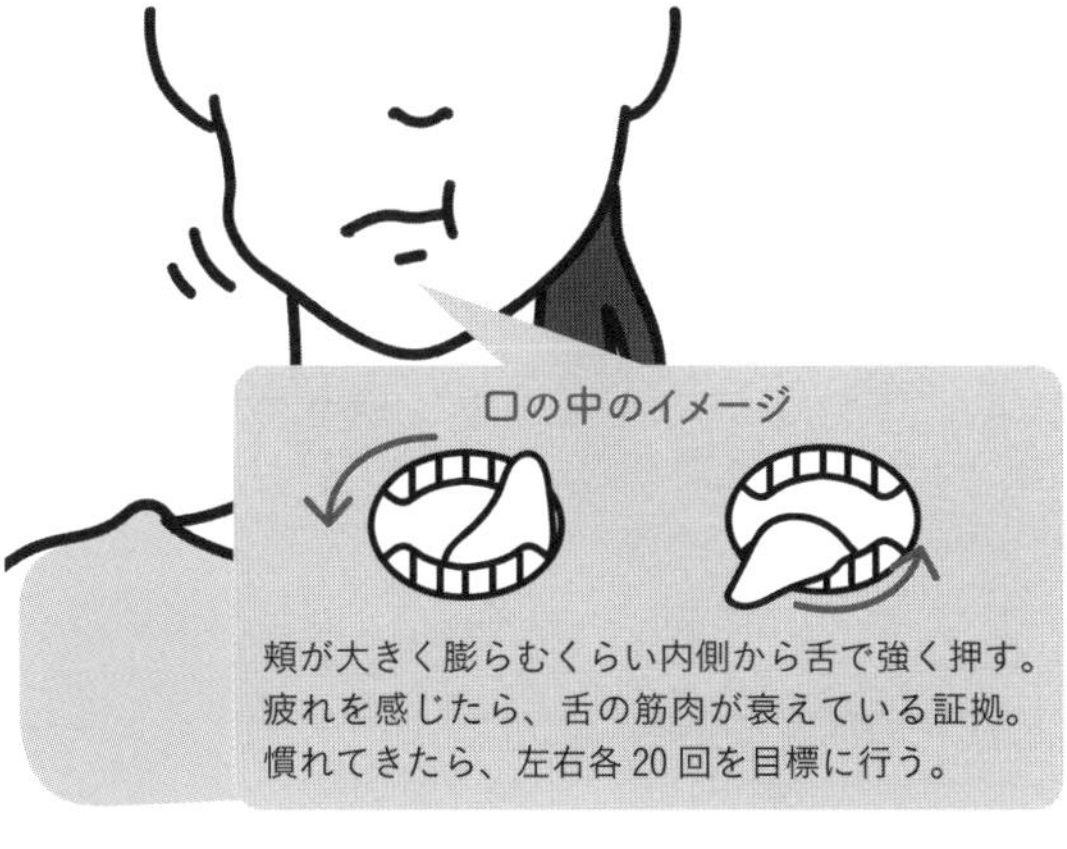

ゆっくり
左右各
5回

口を閉じて唇と歯の間に舌を置き、粘膜を舌でこするように舌をあてながら回す。これを左右各5回繰り返す。

おわりに

人生最後の日までおいしくお酒を飲む。お酒好きにとって、これこそが幸せな一生かもしれません。そんなのは無理だと思っていた方も、本書を読めば可能なことだと、ご理解いただけたのではないでしょうか。

お酒の適量を守りながら、おつまみは糖質控えめにする。これを実践すれば、肝臓はめげないで元気に働き続けてくれます。それどころか、本書で紹介した魔法のテクニックを使うことで、お酒を飲み続けても勝手に痩せていく体になるでしょう。まるで嘘のような話に聞こえますが、医学的根拠に基づく本当の話なのです。

なかでも私が皆さんにおすすめしたいのは、自分でお酒をつくること。自分でつくれば、アルコール量も糖質量もしっかりとコントロールできます。それに、「痩せるお酒」は自宅で簡単につくれるのです。自然にお酒の量が減らせる「満腹ハイボール」、緑茶のカテキン効果で痩せる「脂肪燃焼緑茶ハイ」など、ぜひともご自身でつくってみてください。

さらに、レジェンドバーテンダーの栗原幸代さんが考案した「ご褒美スパイスカクテル」にも挑戦を。ダイエットにプラス効果を得られるだけでなく、味わいもレジェンド級。自分でつくったお酒をゆっくり味わいながら、至福のひとときを過ごす。そんな飲み方をすれば、お酒は皆さんによりよいものをもたらしてくれるでしょう。

長期にわたるコロナ禍を経て、ストレスを抱える人が増えています。ストレスと無縁でいられない現代人にとって、救いとなるものの１つがお酒。だからこそ、お酒を楽しみつつ健康でいることは大切です。加えて、飲んでも勝手に痩せていく体になれば、なんて幸せなのでしょうか。

そのために、肝臓をいたわりながら上手にお酒とつき合う具体的なヒントを本書に盛り込みました。休肝日をつくらなくても、毎日の晩酌や仕事の後の１杯をあきらめなくていいのです。本書とともに、最良にして最高の友として、末永くお酒とおつき合いください。

栗原クリニック 東京・日本橋院長 栗原 毅

〈著者紹介〉

栗原クリニック 東京・日本橋院長

栗原 毅（くりはら・たけし）

1951年、新潟県生まれ。北里大学医学部卒業。元東京女子医科大学教授、元慶應義塾大学大学院教授。現在は栗原クリニック 東京・日本橋の院長を務める。日本肝臓学会肝臓専門医。治療だけでなく予防にも力を入れている。血液サラサラの提唱者のひとり。『ズボラでもラクラク！ 内臓脂肪がスルッと落ちる 超悪玉コレステロールも減らす 自宅でできる名医のワザ！』（三笠書房）、『1週間で勝手に痩せていく体になるすごい方法』（日本文芸社）など監修書・著書多数。

栗原ヘルスケア研究所所長

栗原 丈徳（くりはら・たけのり）（P.108-125）

1982年、東京都生まれ。歯科医師。鶴見大学歯学部卒業。慶應義塾大学大学院政策・メディア研究科中退。日本抗加齢医学会、日本咀嚼学会、日本摂食嚥下リハビリテーション学会、日本サルコペニア・フレイル学会などの会員。「予防歯科」「食と健康」をテーマに活動をしている。特に「口の健康と全身疾患との関連性」について大学や介護施設などで積極的に講演も行っている。

参考文献

『1週間で勝手に痩せていく体になるすごい方法』（著者 栗原毅・日本文芸社）
『ズボラでもラクラク！ 1週間で脂肪肝はスッキリよくなる』（著者 栗原毅・三笠書房）
『内科医と歯科医が教える 病気知らずの食べ方みがき方』（監修 栗原毅・日東書院本社）
『その効果に専門家が驚いた 内臓脂肪を落とす方法BEST5』（監修 栗原毅・笠倉出版社）
※このほかにも、多くの書籍やウェブサイトを参考にしております。

STAFF

編集	森田有紀、矢ヶ部鈴香、海平里実、塩屋雅之（オフィスアビ）
編集協力	菅原夏子、南朋子
イラスト	kabu（合同会社 S-cait）
装丁・デザイン	森田篤成（I'll Products）
カクテル制作	栗原幸代（P.80-83）
校閲	聚珍社

内《ない》臓《ぞう》脂《し》肪《ぼう》の名《めい》医《い》が教《おし》える 痩《や》せるお酒《さけ》の飲《の》み方《かた》

2023年 12月 1日　第 1 刷発行

著　者	栗原《くりはら》 毅《たけし》 栗原丈徳《くりはらたけのり》
発行者	吉田芳史
印刷所・製本所	図書印刷株式会社
発行所	株式会社日本文芸社 〒100-0003　東京都千代田区一ツ橋 1-1-1 パレスサイドビル 8F TEL.03-5224-6460［代表］

内容に関するお問い合わせは、小社ウェブサイトお問い合わせフォームまでお願いいたします。
URL　https://www.nihonbungeisha.co.jp/

Printed in Japan　112231117-112231117Ⓝ01（230055）
ISBN　978-4-537-22154-1
（編集担当：上原）